全国高等中医药院校教材

药学类新生研讨课导论

（供药学类、中药学类专业使用）

主 编

纪宝玉　朱　鑫

上海科学技术出版社

图书在版编目(CIP)数据

药学类新生研讨课导论 / 纪宝玉，朱鑫主编.
上海 : 上海科学技术出版社, 2025. 6. -- (全国高等中医药院校教材). -- ISBN 978-7-5478-7167-6
Ⅰ. R9
中国国家版本馆CIP数据核字第2025JE6036号

药学类新生研讨课导论
主　编　纪宝玉　朱　鑫

上海世纪出版(集团)有限公司
上海科学技术出版社　出版、发行
(上海市闵行区号景路159弄A座9F-10F)
邮政编码201101　www.sstp.cn
上海普顺印刷包装有限公司印刷
开本787×1092　1/16　印张6.25
字数：160千字
2025年6月第1版　2025年6月第1次印刷
ISBN 978-7-5478-7167-6/R·3271
定价：38.00元

本书如有缺页、错装或坏损等严重质量问题，请与工厂联系调换

内容提要

本书系统阐述了药学领域的核心理论与实践进展,构建了"药物本源-研发创新-产业全景-质量管控-法规伦理-专业探索"六大知识模块,为药学类和中药学类新生开启专业认知的新视界。全书从药物的历史根源出发,溯源《神农本草经》至《本草纲目》的千年传承,解析化学药物与生物制剂的现代化进程;聚焦新药研发前沿,详解靶点发现、智能筛选与绿色合成技术;全景式展现中药农业、化学药产业与智能制药的产业链生态;全方位解读从GMP标准到法规监管的质量安全体系,剖析国际化标准与伦理准则。书中融入"智能制药3.0""中药标准国际化"等前沿专题,通过案例研讨、虚拟仿真等创新引导模式,助力新生建立学科认知框架,理解药学人的专业使命与社会担当。

本书可供中医药院校药学类、中药学类新生及医药行业从业者参考使用。

编委会名单

主　编　纪宝玉　朱　鑫

副主编　刘庆普　张靖柯　付宇航

编　委　（以姓氏笔画为序）
　　　　　马乐乐　马利刚　王　辉　王海波
　　　　　王瑞生　冯素香　李朋伟　张　飞
　　　　　张京玉　陈　燕　岳丽丽　郑晓珂
　　　　　赵琪璐　贾永艳　郭　亮　麻秋娟
　　　　　裴莉昕

编写说明

药物是人类对抗疾病、维护健康的基石,是科学与人文交融的结晶。从远古时期"神农尝百草"的智慧探索,到现代创新药物的精准研发,药学始终承载着人类对生命质量的永恒追求。然而,随着人口增长、疾病谱变迁以及全球化进程加速,药品研发、生产、质控与合理应用面临前所未有的挑战。如何培养兼具科学素养、创新能力和职业使命感的新一代药学人才,已成为推动中医药事业可持续发展的关键命题。

药学类、中药学类专业教育是培养医药领域专业人才的核心途径。传统的专业导论课程往往以概述性知识讲授为主,内容宽泛、与后续课程重复度高,再加上教学形式单一,难以激发学生的主动探索欲和专业认同感。针对这一问题,本教材突破传统编写模式,以"问题导向、实践驱动、多维互动"为理念,深度融合"研讨式教学""案例教学"等创新方法,重构教学内容与形式。将药学领域拆解为"药物本源-研发创新-产业全景-质量管控-法规伦理-专业探索"六大模块(对应教材六个章节),每个章节下设若干专题(如"智能制药""绿色制药""药品标准国际化"),聚焦核心问题,避免与后续课程重复。本书内容紧密围绕中药学、药学、药物制剂、制药工程、中药制药、中药资源与开发、生物工程七大专业方向,助力药学类、中药学类新生成长。从"药物与药品的概念辨析"到"药学职业道德准则",从宏观产业图景到微观专业定位,构建"大药学"立体视野,并结合"专业就业前景"等内容,引导学生思考个人志趣与行业需求的契合点,早立学业规划。

本书主要面向药学类、中药学类专业本科新生,同时适合医学类专业学生拓展学习,亦可作为公众了解药学科学的通识读本。在编写过程中,我们吸收了很多学者的观点和研究成果,亦得到多位行业专家的指导和帮助,在此谨致谢忱。

药学、中药学学习是永无止境的探索之旅,本教材中难免存在疏漏与不足,恳请师生、业界专家批评指正。

《药学类新生研讨课导论》编委会

2025年4月

目录

第一章 初识药物 ……………………………………… 1

第一节 药物的起源与发展 / 1
- 一、药物的起源 / 1
- 二、药物的发展 / 2
- 三、药物与药品 / 3

第二节 药物的应用 / 6
- 一、药物的剂型 / 6
- 二、药物的给药途径 / 7
- 三、药物在体内的转运与转化过程 / 8
- 四、药效与血药浓度有良好的相关性 / 9
- 五、不良反应 / 10

第二章 新药研发 ……………………………………… 14

第一节 新药的研发现状 / 14
- 一、中药新药研发现状 / 14
- 二、化学新药研发现状 / 17

第二节 新药的研发策略 / 18
- 一、中药新药的研发对策 / 18
- 二、化学新药研发策略 / 19

第三章 药物产业 ……………………………………… 23

第一节 中药产业 / 23
- 一、中药农业 / 23
- 二、中药工业 / 25
- 三、中药制药装备产业 / 26

四、中药商业 / 27
第二节　化学药产业 / 28
　　一、化学药产业的发展历程 / 28
　　二、化学药产业的研究现状 / 29
　　三、化学药产业对人类的贡献 / 30
　　四、化学药产业的未来展望 / 31
第三节　生物医药产业 / 33
　　一、生物医药产业的概念及特征 / 33
　　二、生物医药产业发展的现状 / 35
第四节　智能制造 / 38
　　一、智能制造在制药行业的应用 / 38
　　二、智能制药的现状和发展趋势 / 40
第五节　绿色制药 / 41
　　一、绿色化学和绿色制药的关系 / 41
　　二、绿色制药的内容 / 42
　　三、绿色制药的发展趋势 / 45

第四章　药品质量标准 …… 47

第一节　质量标准的制定与主要内容 / 47
　　一、质量标准的制定 / 47
　　二、主要内容 / 48
第二节　国内标准 / 48
　　一、国内药品标准的制定背景 / 48
　　二、国内药品标准的主要内容 / 48
　　三、国内药品标准的制定原则 / 49
　　四、国内药品标准的实施与监督 / 49
　　五、总结 / 50
第三节　国外标准 / 50
　　一、国外药品标准的主要类型 / 50
　　二、国外药品标准的制定机构 / 51
　　三、国外药品标准的制定原则 / 51
　　四、国外药品标准在国际上的影响 / 52
　　五、总结 / 52

第五章　药品管理及法规 …… 53

第一节　药品监管组织 / 53
　　一、药品行政监督管理机构 / 53

二、药品技术监督管理机构 / 54
第二节　药品管理法 / 55
　　一、药品管理法的制定 / 55
　　二、药品管理法的实施 / 56
　　三、药品管理法的作用 / 57
第三节　中医药法 / 57
　　一、《中华人民共和国中医药法》的立法背景 / 58
　　二、《中华人民共和国中医药法》的主要作用 / 58
第四节　药品质量管理规范 / 59
　　一、药品生产质量管理规范 / 59
　　二、药品经营质量管理规范 / 60
　　三、中药材生产质量管理规范 / 61
第五节　药学职业道德 / 61
　　一、药学职业道德规范 / 61
　　二、药师的职业道德准则 / 62
　　三、中国执业药师职业道德准则 / 62

附录　药学类专业概述 ················ 64

附录一　中药学专业 / 64
　　一、历史沿革与专业内涵 / 64
　　二、专业定位 / 65
　　三、毕业生应达到的基本要求 / 65
　　四、课程设置 / 66
　　五、专业就业前景 / 66

附录二　中药资源与开发专业 / 67
　　一、历史沿革与专业内涵 / 67
　　二、专业定位 / 68
　　三、毕业生应达到的基本要求 / 68
　　四、课程设置 / 69
　　五、专业就业前景 / 70

附录三　中药制药专业 / 70
　　一、历史沿革与专业内涵 / 70
　　二、专业定位 / 71
　　三、毕业生应达到的基本要求 / 71
　　四、课程设置 / 72
　　五、专业就业前景 / 73

附录四　药学专业 / 73
　　一、历史沿革与专业内涵 / 73

二、专业定位 / 74
三、毕业生应达到的基本要求 / 74
四、课程设置 / 75
五、专业就业前景 / 75

附录五　药物制剂专业 / 76
一、历史沿革与专业内涵 / 76
二、专业定位 / 77
三、毕业生应达到的基本要求 / 77
四、课程设置 / 78
五、专业就业前景 / 78

附录六　制药工程专业 / 78
一、历史沿革与专业内涵 / 79
二、专业定位 / 79
三、毕业生应达到的基本要求 / 80
四、课程设置 / 81
五、专业就业前景 / 81

附录七　生物工程专业 / 81
一、历史沿革与专业内涵 / 82
二、专业定位 / 82
三、毕业生应达到的基本要求 / 82
四、课程设置 / 83
五、专业就业前景 / 84

参考文献 ·················· 85

第一章 初识药物

第一节 药物的起源与发展

药物起源于何时？人类使用的第一味药物是什么？现在找寻五千年前甚至是一万年前的证据，无论是实物或者文字都比较困难，因此对药物史的了解只能靠旁证和推测。对于药物起源的考证也只能从有文字记载开始梳理。

一、药物的起源

（一）"药"字的记载

药，《说文解字》释为"治病之草"，明确指出了"药"乃治病之物。目前所知最早的"药"字，出自数千年前古钟鼎类铜器上的金文。自西周以后，"药"字的记录增多，《易经》有"无妄之疾，勿药有喜；无妄之药，不可试也"。《诗经》《山海经》《万物》等书中也收载了不少植物、动物和矿物药。马王堆出土的《五十二病方》简帛中也记载了大量药物组方疗疾。

（二）早期药物的发现

原始时代，我们的祖先在寻找食物的过程中，由于饥不择食，误食了一些有毒甚至剧毒的植物，以致发生呕吐、腹泻、昏迷，甚至死亡等中毒现象；同时也可因偶然吃了某些植物，使原有的呕吐、腹泻、昏迷等症状得以缓解甚至消除。经过无数次的口尝身受，人们逐步积累了辨别食物和药物的经验，也逐步积累了一些关于植物药的知识，这就是早期植物药的发现。进入氏族社会后，由于弓箭的发明和使用，人们进入了渔猎时代，在将动物作为食材的同时也相应地发现了一些动物具有治疗作用，这就是早期动物药的发现。至氏族社会后期，随着种植、饲养业的发展，人们发现了更多的药物，用药知识也不断丰富，从而形成了早期的药物疗法。

（三）"中药"名称的由来

"中药"一词最早记载于《神农本草经》中的"中药一百二十种为臣，主养性以应人，无毒有毒，斟酌其宜。欲遏病，补虚羸者，本中经"。此处的"中药"是相对于"上药"和"下药"而言，是一种药物分类术语，专指无毒或有毒，既能补虚又能祛邪的中品药物。"中药"一词的广泛应用与外来药物（尤其是西方医药）的输入直接相关。17—18世纪，随着我国西学东渐的速度加快，西方医药输入日益增多,但由于中西药之间有明显的差异,人们为便于区分才逐渐把中国传统药物称为"中药",这是针对我国传统药物的一种称谓。目前,根据《中华人民共和国中医药法》,"中药"是包括我国各民族药在内的统称。

(四) 化学药物的起源

公元前 16 世纪的埃伯斯伯比书,又称埃伯斯纸草文稿(Ebers Papyrus),是最早记录有关医疗实践的书籍。其中,记述了许多帮助治疗的咒文和祷文,也包含众多的处方和配制方法,还包括多种植物药,如鸦片、大麻、肉桂、芦荟和大蒜等。1806 年,德国化学家泽尔蒂纳首次从鸦片中分离出来一种生物碱,并以希腊梦神摩耳甫斯的名字将其命名为吗啡。19 世纪末,化学工业的兴起、埃利希化学治疗概念的建立,为 20 世纪初化学药物的合成和不断发展奠定了基础。例如,20 世纪 30 年代中期发现百浪多息和磺胺后,合成了一系列磺胺类药物;1940 年青霉素疗效得到肯定,β-内酰胺类抗生素得到飞速发展。

(五) 生物制药的起源

神农最早将生物材料作为治疗药物,用鸡内金止遗尿及消食健胃;1674 年荷兰微生物学家列文虎克通过改进显微镜发现了微生物。1857 年法国科学家巴斯德证明了发酵原理。1928 年,出生于苏格兰的弗莱明发现了青霉菌,随后他把新发明的特效药命名为"盘尼西林",盘尼西林的"诞生"挽救了无数人的生命,弗莱明也因此在 1945 年同弗洛里等人共同获得诺贝尔生理学或医学奖。

二、药物的发展

我国药物的发展历程从发展轨迹上来看遵循由简单到复杂,由低级到高级的规律,且与各时期的政治、经济、文化密切相关,是系统、科学的实践经验总结。

(一) 历代本草和药物专著

历代医药学家在长期医疗实践中不断传承发展、提炼总结,使得药物品种、治法等日益丰富,并著之于文献,即历代本草中。到清代,经著录的本草古籍达 1 000 余种,保存至今的也有 400 余种。

《神农本草经》是现存最早的药物学专著,为后世药学理论发展奠定了基础。

魏晋时期,本草学理论不断丰富和发展。其中,《本草经集注》丰富了临床用药内容,初步确立了综合性本草模式。

唐代的《新修本草》是我国第一部官修本草,也被称为世界上第一部药典,比欧洲《纽伦堡药典》早 800 年。

宋代的《开宝本草》《嘉祐本草》由官方组织编修,这些典籍使本草规范得以广泛传播;囊括北宋以前本草资料的《证类本草》被视为本草典籍承前启后的传世之作;《太平惠民和剂局方》被称为世界上第一部成方制剂规范,收载大量方剂和制法。

金元时期,张元素的药物专书《珍珠囊》开创了以讨论药性、注重临床为主要内容的本草体例。

明代医药学家李时珍编写的《本草纲目》内容丰富、取材广泛、考订详明、标纲立目、分类先进、体例严谨,是中国本草史上最伟大的集成之作。

清代赵学敏编著的《本草纲目拾遗》吸收了大量的外来新药和民间用药,极大地丰富了本草学内容。

此外，在我国古代还有炼丹、炮制、食疗、药用植物等方面的专题著作。其中《周易参同契》《抱朴子》是早期炼丹术的代表作，表明当时中国在化学制药方面已趋于领先。《雷公炮炙论》《雷公炮炙药性赋》《本草蒙筌》《炮炙大法》《修事指南》等对后世炮制都很有影响。《食疗本草》是我国现存最早的食疗专著，是一部研究食疗和营养学的重要文献；《饮膳正要》记载了少数民族食疗经验，并记述了蒸馏制酒法。《南方草木状》《本草原始》《植物名实图考》等用于药用植物来源、药材鉴别、真伪考订。此外，还有《履巉岩本草》《滇南本草》等一批记载地区药物的本草专著。

（二）收载药物

历代本草和药学专著对药物发展各有贡献，收载药物不断增加。《神农本草经》载药365种，《本草经集注》载药730种，《新修本草》载药850种，《本草拾遗》增收《新修本草》未载之药692种，二者合计1542种。《本草纲目》收载药物已达1892种（其中植物药1094种，动物药443种，矿物药161种，其他类药物194种）。《本草纲目拾遗》《植物名实图考》等又广补前人所未载之药。至此，见于药物学著作记载的药物数量已达2800多种。

（三）制药技术的发展

中药在我国具有悠久的用药历史和丰富的用药形式，制药技术较为发达。对于药物剂型而言，古代就有药性决定剂型、从临床用药需求选择适宜剂型的论述。

1. 在剂型方面　早在商代就有汤剂使用记载，战国时期《五十二病方》记载有丸剂、酒（散）剂，该时期丸剂最为常用，出现有以酒、醋、油脂制丸的技术；《内经》有汤剂、丸剂、散剂、膏剂、酒剂的记载。

汉代张仲景在"因病制剂"的原则指导下创制了各种药物剂型，其《伤寒论》和《金匮要略》中记载有煎剂、丸剂、散剂、酒剂、坐剂、导剂、含化剂、滴剂、糖浆剂、软膏剂、洗剂、栓剂等十余种剂型。

晋代《肘后备急方》记载有黑膏药、干浸膏、浓缩丸、蜡丸、熨剂、尿道栓剂等剂型，首先使用"成药"这一术语，并有专章论述。

唐代《千金要方》《千金翼方》所载"紫雪丹""磁朱丸""定志丸"等作为中成药至今仍在沿用。

宋代是我国成药大发展时期，设立有专门的制药、售药机构（和剂局、惠民局）。同时期编著的《太平惠民和剂局方》，收载了大量的方剂及其制备方法，其中，成药775种，方剂788首（按剂型分，丸剂290方，汤剂128方，煎剂2方，煮散剂26方，散剂233方，膏剂19方，饼剂4方，锭剂2方，砂熨剂4方，丹剂77方，粉剂1方，其他剂型5方），被称为世界上第一部中药制剂规范。

明代《本草纲目》收载中药剂型近40种，除记载丸散膏丹常用剂型外，还有油剂、软膏剂、熏蒸剂、曲剂、露剂、喷雾剂等。明清时期，中药制剂品种繁多，剂型齐备，官方管理严格，其生产与经销得到进一步扩大。

2. 在给药途径方面　战国时期除用药外敷和内服外，还有药浴、熏、熨等法；东汉时期，给药途径多达几十种，如洗身法、药摩法、含咽法、烟熏法、灌肠法等。这些给药方法在后世都得到了保留并有进一步的发展。

三、药物与药品

（一）药物与药品的区别

药物与药品在概念上有明显区别。药物是指用于预防、诊断、治疗、缓解或改善疾病症状的物质或组合物,既包括化学物质又包括植物提取物、动物组织或微生物等自然产物。药物的定义是广泛的,旨在覆盖所有可能具有医疗效果的物质。根据国际上的一般共识,药物被分为两大类:处方药和非处方药。

药品是指在市场上流通的、用于医疗保健目的的药物制剂。药品是将药物进行加工、配方、包装等处理后,以便患者购买和使用的最终产品。药品是经过药监部门批准注册的,符合相关药品监管法规和标准的产品。根据国际上的一般共识,药品被分为三大类:原研药、仿制药和特殊药品。

简单来说,药物是一个更为宽泛的概念,包括了所有具有医疗效果的物质,无论其是否经过加工制剂。而药品则是指经过加工制剂的药物,并经过药监部门的注册和批准,可以在市场上合法流通和销售的产品。药物的定义更注重对医疗效果的定义,而药品的定义则更加强调在市场上合法流通。

(二) 药品的分类

按药品的历史阶段、成分、性质、管理要求、创新程度的不同,可以将药品进行不同的分类,不同的学科也往往采用不同的分类方法。药品管理中有关药品的主要分类如下:

1. **现代药与传统药** 从药品的历史发展角度看,药品可分为现代药与传统药。

(1) 现代药:现代药是指在现代科学理论,技术方法指导下研究、开发、生产并加以使用的药品,现代药一般采用合成、分离提取、化学修饰、生物工程等方法制取。现代药一般是指19世纪以来发展起来的化学药品(化学原料药及其制剂)、天然药物、生物制品等,也包括在中药二次开发、创新药、改良型新药中,采用现代科学技术方法开发出一系列现代中药。这些现代中药促进了中药传承创新发展。

(2) 传统药:传统药是指在传统医学理论指导下研发、生产和使用的药品,是传统医学的重要组成部分,包括植物药、动物药、矿物药。我国中药也是传统药的一种,其具有悠久历史,传统中药材、传统中药炮制加工技术和工艺以及传统制剂,是中华民族的伟大创造,至今仍为中华民族乃至世界人民的健康事业发挥重大作用。

2. **中药、化学药和生物制品** 按成分不同药品可分为中药、化学药、生物制品。

(1) 中药:中药一般是指在中医药理论指导下,用于预防、治疗人类疾病的物质及其制剂,既包括植物、动物、微生物和矿物药材,也包括其有效成分,有效部位的单、复方制剂。一些中医医师使用的无须中医药理论指导的单方、偏方、验方及其中药现代制剂,也属于中药。

(2) 化学药:化学药是指通过合成或者半合成的方法制得的原料药及其制剂;天然物质中提取或者通过发酵提取的新的有效单体及其制剂;用拆分或者合成等方法制得的已知药物中的光学异构体及其制剂。

(3) 生物制品:生物制品是指以微生物、细胞、动物或人源组织和体液等为起始原材料,用生物学技术制成,用于预防、治疗和诊断人类疾病的制剂。生物制品分为预防用生物制品、治疗用生物制品和按生物制品管理的体外诊断试剂。

3. **处方药与非处方药** 根据药品品种、规格、适应证、剂量及给药途径不同,药品可分为处方药和非处方药。

(1) 处方药:处方药是指凭执业医师和执业助理医师处方购买、调配和使用的药品。处方药中还有特殊管理的药品,如:疫苗、麻醉药品、精神药品、医疗用毒性药品、放射性药品、药品类易制毒化学品、兴奋剂等。

(2) 非处方药：非处方药(Over-the-Counter Drug,简称OTC)是指由国务院药品监督管理部门公布的，无需凭执业医师和执业助理医师处方，消费者可以自行判断、购买和使用的药品。非处方药是经过临床较长时间验证、疗效肯定、服用方便、被实践证明消费者可以在药师指导下自主选择，但必须按非处方药标签和说明书所示内容合理使用的药品。根据药品的安全性，非处方药可分为甲、乙两类。

4. **新药与仿制药** 按药品注册的创新程度不同进行分类，可分为新药与仿制药。

(1) 新药：新药是指未在中国境内外上市销售的药品。根据物质基础的原创性和新颖性，将新药分为创新药和改良型新药。

(2) 仿制药：仿制药是指以原研药品作为参比制剂，仿制与原研药品质量和疗效一致的药品。

另外，根据药品管理属性和社会功能的不同，药品还可分为国产药品和进口药品；国家基本药物和非基本药物；列入《国家基本医疗保险、工伤保险和生育保险药品目录》的医保药品和未列入目录的非医保药品。

(三) 药品属性与质量特性

药品的使用目的是预防、诊断、治疗疾病，有目的地调节人的生理功能；使用方法必须遵循规定的适应证或功能主治、用法和用量。药品是用于特殊目的的特殊物质，其质量特性尤其重要。

1. **药品属性** 药品作为一种商品，有其自然和社会属性。药品作为一种特殊商品，为保证药品安全、有效和公众健康，对其管理有不同于其他物质的特殊法律规定，其自然属性和社会属性也与其他商品存在区别。

(1) 自然属性：自然属性是自然科学中事物本质的面貌、规律、现象，在人脑的反映和认识，也可以叫作人脑对自然界事物的面貌、规律、现象等本质属性的反映和认识。药品的自然属性是指其本质的特性，如它的化学成分、分子结构、药理特性、作用机理等，这些特性决定了药品具有预防、诊断、治疗疾病的药用功能。

(2) 社会属性：基于自然属性，药品在研发、生产、经营和使用过程中产生的各种社会联系和生产关系，即药品的社会属性。药品的研发、生产、经营和使用，使其与社会的经济、文化、科学、环境和人群等形成了一定区域内的关系网络。药品关系到整个人类社会的繁衍和发展，这决定了药品具有生命关联性、经济性和社会公共性等特点。药品的社会属性要求在国家社会治理体系中加强药事管理并对药品进行科学监管。

(3) 法律属性：在法律管理体系中，药品作为一种产品，应符合《产品质量法》《消费者权益保护法》等一般法的规定。另外，药品还是一种特殊产品，有安全性、有效性和质量可控性的特别要求，受《药品管理法》《中华人民共和国疫苗管理法》《中华人民共和国中医药法》《中华人民共和国基本医疗卫生与健康促进法》等医药行业特别法的规制；药品的定义、注册、生产、经营、使用、知识产权和广告等都有明确的法律界定，充分体现了药品与其他商品法律地位的不同。

2. **药品质量特性** 药品质量特性是指药品在研发、生产、流通及使用过程中必须满足的一系列标准和要求。主要表现在以下四个方面。

(1) 安全性：安全性是指按规定的适应证、用法和用量使用药品后，其临床获益大于可预见性风险。药品审评审批工作要求申报者提供急性毒性、长期毒性、致畸、致癌、致突变等数据。在规定的用药条件下，药品使用应该是安全的。

(2) 有效性：有效性是指在规定的适应证、用法和用量条件下，药品能满足预防、诊断、治疗人的疾病,有目的地调节人的生理功能的要求。我国临床方面对药品的有效性表述主要分为"痊愈""显效""有效"。国际上有的采用"完全缓解""部分缓解""稳定"来区别有效性程度。

(3) 稳定性:稳定性是指在规定的条件下保持其有效性和安全性的能力。规定的条件包括在规定的效期内,也包括生产、贮存、运输和使用等条件。

(4) 均一性:均一性是指药物制剂的每一单位产品都符合有效性、安全性的规定要求。均一性是在制药过程中形成的固有特性。

第二节 药物的应用

一、药物的剂型

药物生产过程中,通过化学合成、提取或生物技术制备得到的,具有药理活性的物质称为原料药。原料药一般为粉末、液体、结晶或者浸膏,患者无法直接使用。有的原料药带有苦味或异臭,有的进入人体后作用时间太短。为了适应治疗、诊断或预防的需要,方便患者使用,把原料药进一步加工成便于患者使用的给药形式,称为药物剂型,简称剂型。例如,注射用的注射剂,口服的片剂、丸剂、冲剂、胶囊剂,吸入用的喷雾剂,五官用的滴眼剂、滴鼻剂,外用的软膏剂、乳膏剂(霜剂)、贴膜剂,用于腔道的栓剂、灌肠剂等。

药物制成不同的剂型后,不仅使患者应用方便、易于接受,还有利于药物运输、贮存,并且增加了药物的稳定性,对发挥药效也有着重要作用。因此人们选用药物时不仅要考虑对症下药,还要选择与给药途径相适应的剂型。

适宜的药物剂型对发挥药效的重要作用体现在以下几个方面。

1. **剂型可改变药物的作用性质** 例如:硫酸镁口服剂型用作泻下药,具有导泻、利胆的作用;5%硫酸镁注射液用于静脉滴注,能抑制大脑中枢神经,有镇静、镇痉和降低颅内压的作用。

2. **剂型可改变药物的作用速度** 例如:注射剂、吸入气雾剂等发挥药效很快;丸剂、片剂等起效较慢;缓释控释制剂、植入剂等属长效制剂。

3. **剂型可降低(或消除)药物的不良反应** 例如:氨茶碱治疗哮喘病效果很好,但会产生心跳加快的不良反应,栓剂则可消除这种不良反应;缓释与控释制剂能保持血药浓度平稳,从而在一定程度上可降低药物的不良反应。

4. **剂型可产生靶向作用** 例如:静脉注射的脂质体新剂型是具有微粒结构的制剂,在体内能被网状内皮系统的巨噬细胞所吞噬,使药物在肝、脾等器官浓集性分布,发挥药物剂型的肝、脾靶向作用。

5. **剂型可影响疗效** 例如:片剂、颗粒剂、丸剂等固体剂型因制备工艺不同,会对药效产生显著的影响;药物晶型、药物粒子大小的不同,也可直接影响药物的释放,从而影响药物的治疗效果。

二、药物的给药途径

给药途径是指药物进入人体的方式,它决定了药物如何被人体吸收和分布,以及药物的起效速度和持续时间。药物自身性质和给药途径会影响药物的吸收行为。在临床治疗和预防疾病时,有的要求全身用药,而有的需局部用药避免全身吸收;有的要求快速吸收,而有的需缓慢吸收。因此针对疾病的种类和特点,需要多种给药途径和相应的剂型、制剂。适宜的制剂和剂型对发挥药效、减少药物毒副作用、方便用药具有重要意义。不同的药物制剂,通过不同的给药途径进入体内后,其药物的吸收和作用机制以及药效等可能存在较大差异。因此,应根据药物开发的目标确定具体的给药途径并设计适宜的剂型。常见的给药途径有:口服给药、直肠给药、注射给药、呼吸道给药和局部给药等。

1. **口服给药** 口服给药(oral administration)是所有给药途径中最常用的一种。口服给药的剂型一般是经胃肠道黏膜和上皮细胞吸收,所以这种剂型基本上作用全身。但是,还有一些药物在口腔中溶解并迅速吸收、一些水溶性不好或者吸收很差的药物一般只发挥局部作用。与其他给药途径相比,口服给药是所有给药途径中最自然、最简单,也是最方便和最安全的给药方式。但是,口服给药也有一些缺点,如起效慢,吸收没有一定的规律性,药物容易被胃肠道中的分泌物或酶破坏。

2. **直肠给药** 直肠给药(rectal administration)的剂型一般有溶液剂、栓剂、乳剂,基本上发挥局部作用,也可发挥全身作用。栓剂是以固体的形式进入直肠、阴道或者尿道,进入后迅速融化,释放药物。栓剂基质和药物载体的选择会显著影响药物释放的速度和程度。口服后容易在胃肠道破坏的药物,可以考虑设计成直肠给药;患者失去意识口服吞咽困难时,也可以考虑直肠给药。经直肠给药的药物不经过肝脏直接进入体全身循环,因此经口服但在肝脏中被灭活的药物,可通过直肠给药。但是直肠给药并不方便,而且吸收的规律性不强,很难预测。

3. **注射给药** 注射给药(parenteral administration)是应用注射器在身体的不同位置以不同的深度将药物注入体内。注射给药途径有皮下、肌内、血管内、脊髓腔、关节腔、腹腔、眼内、颅内注射等。其中皮下注射、肌内注射、静脉注射是三种常用的给药方式。注射给药适用于药物需要快速吸收的紧急情况,或者患者失去意识不能口服给药的情况。也可用于口服给药吸收较差、经胃肠道失活的药物,如胰岛素、紫杉醇、青霉素等。与口服给药相比,注射给药的吸收较快,而且血药浓度比较容易预测。

4. **呼吸道给药** 呼吸道给药(respiratory administration)即药物以气雾剂、喷雾剂或者非常细小的固体颗粒形式给药,这种给药途径下肺部将为药物的吸收提供较大的表面积(成年男子的肺泡表面积可达 100 m^2)以及丰富的毛细血管。因此肺部给药吸收速度快,几乎可以和静脉注射媲美。肺部主要的吸收部位是肺泡,当药物颗粒以喷雾剂或者固体形式给药时,药物的粒径会显著影响药物在肺泡透过的程度。粒径在 $0.5 \sim 1~\mu m$ 的粒子能够到达肺泡,小于此粒径的粒子将随气流被呼出,大于这个粒径的粒子将沉降在较大的支气管中。肺部给药对于哮喘的治疗意义重大,人们认为此种给药方式非常适合生物技术药物,比如多肽和蛋白质,呼吸道给药能使其发挥全身作用或者靶向作用。

5. **局部给药** 局部给药(topical administration)是指将药物应用于皮肤,主要发挥局部作用,也可发挥全身作用。尽管市场上有很多发挥全身作用的经皮吸收贴剂,如用于预防和治疗心绞痛的硝酸甘油贴剂,但是总的来说药物经皮吸收是很困难的。局部作用的药物有抗菌药物和抗炎药物等。用于局部给药的剂型包括软膏剂、乳膏剂和糊剂,这些剂型都是将药物溶于油性或者水性的半固体基质中,从而影响药物释放行为。软膏剂的基质是油性的,而乳膏剂是半固体的乳剂,糊剂含有较多的固体物质,所以外观上更坚硬。局部给药液体制剂主要有溶液剂、洗剂和混悬剂。

药物也常用于身体的其他部位,比如眼、耳、鼻,一般包括软膏剂、乳膏剂、混悬剂和溶液剂。经鼻给药制剂一般包括溶液剂或者混悬剂,可使用喷雾装置制成喷雾剂。用于耳部的制剂一般黏度较大,以利于药物的滞留。

三、药物在体内的转运与转化过程

药物从给药部位吸收或经体循环吸收进入人体,分布于不同的组织、器官,发挥药效,然后通过排泄系统被排出体外,这一过程称为药物的体内过程。它包括吸收、分布、代谢和排泄等。其中,吸收、分布和排泄属物理变化,称为药物的转运,代谢属于化学变化,称之为药物的转化。

以口服高血压药物卡托普利为例,卡托普利经口腔,在胃中崩解,进一步溶解在胃液里,到达小肠,尤其是十二指肠后,经肠绒毛被吸收,进入肝脏,在肝脏代谢后,再由肝静脉到下腔静脉,经右心房、右心室、肺动脉、肺静脉、左心房、左心室、主动脉、腹主动脉,阻止血管紧张素Ⅰ转换成血管紧张素Ⅱ,并抑制醛固酮分泌,减少水钠潴留,从而起到抗高血压作用,最后再经肾动脉,进入肾脏后,在肾内被过滤入尿液中,经输尿管到膀胱、尿道排出体外。

1. **吸收** 药物从用药部位通过毛细血管内皮细胞间隙,以滤过方式迅速进入血液循环的过程称为吸收。从药物吸收的速度来看,吸入给药＞舌下给药＞肌内注射＞皮下注射＞直肠给药＞口服给药＞皮肤给药。

口服药物主要在消化道中吸收。消化道的吸收面积分别是:口腔 $0.5\sim 1.0 \text{ m}^2$、胃 $0.1\sim 0.2 \text{ m}^2$、小肠 100 m^2、大肠 $0.04\sim 0.07 \text{ m}^2$、直肠 0.02 m^2。由此可见胃并不是药物吸收的主要部位。一些弱酸性药物可在胃中进行吸收,特别是溶液剂,它在胃中通过胃黏膜上皮细胞能实现较好的吸收;小肠的有效吸收面积极大,是药物吸收的主要场所;大肠不是药物吸收的主要部位,运行到结肠部位的药物大部分是缓释制剂、肠溶制剂或溶解度很小的药物残留部分;直肠下端近肛门处,血管丰富,是直肠给药的良好吸收部位。

在口服给药中,一些药物经肠道吸收,进入体循环的药量减少、药效降低。这种现象叫作首过效应,又称首过代谢或首过消除。首过效应主要是由于药物从胃肠道吸收后,经肠系膜静脉到肝门静脉,进入肝脏,在肝脏中药物被肝细胞中酶代谢失活,从而使进入全身血循环的有效药物量减少。例如硝酸甘油的首过效应可使90%的药量被灭活,口服疗效差,需要舌下给药。

不仅是肝脏,药物在肠道和肺中也能被代谢失活,从而使药物的疗效大打折扣。更严重的是有些药物甚至无法经胃肠道吸收,口服后经首过效应后有效药物量几乎全军覆没,因此只能采取静脉注射等其他途径在人体"登陆"。

2. **分布** 药物随血液循环输送至各器官、组织,并通过转运进入细胞间液、细胞及细胞器内的过程叫作分布。有人认为患者服用一种药物以后,药物就像肥料加在洒水壶中,浇花后能均匀地分布在花盆的土壤中。其实不然,药物在体内的分布是不均匀的。

首先,不同器官的血液灌注量是有差异的。肝的血流量最多,肾、脑、心次之。药物总是先向血流量大的器官分布,后向血流量小的组织转移。如麻醉剂硫喷妥钠的脂溶性高,静脉注射后通过血脑屏障,先在血流量大的脑中发挥麻醉效应,随后再分布到全身脂肪中,最后麻醉效应消失。

其次,药物与血浆蛋白的结合率不同。药物在血浆中以两种形式存在,游离或与血浆蛋白结合形成结合型药物。药物与血浆蛋白结合后由于失去活性,或者分子量变大,不易透过毛细血管壁,影响分布和作用;或者不易从肾小球滤过,也不受生物转化的影响,在体内的作用时间也延长。当然,药物与血浆蛋白的结合是可逆的,当游离型药物被转化或排泄后,血中药物浓度降低,结合型药物可从血浆蛋白释出呈游离型。

再次,药物与不同组织的亲和力不一样。有些药物对某些组织有特殊的亲和力,如碘和碘化物主要集中在甲状腺,钙沉积于骨骼。

此外,药物的理化性质如酸碱性、分子量,以及人体各部位 pH、细胞膜通透性等都会影响药物的分布。

人体的大脑对药物有自我保护的机制,这种机制就是血脑屏障。血脑屏障是指血液与脑细胞、血液与脑脊液,以及脑脊液与脑之间存在的,由特殊细胞构成的,限制物质交换的屏障。药物一般较难穿透此屏障。当脑膜有炎症时,血脑屏障的通透性增加,某些药物易进入脑脊液中。如青霉素一般难以进入脑脊液,但在脑膜炎患者的脑脊液中可达有效浓度。

将母亲和胎儿血液隔开的胎盘屏障,其通透性与一般毛细血管无显著差别,因此孕妇用药应慎重。有些脂溶性药物,如全身麻醉巴比妥类药可进入胎儿血液,有的脂溶性药物对胎儿有毒性或者易引起胎儿畸形,更应禁用。

3. 代谢 药物的代谢也叫生物转化,是指机体使药物发生化学结构的改变。药物代谢主要发生在肝脏,也可发生在血浆、肾、肺、肠及胎盘。药物代谢通过体内各种酶的催化,发生氧化、还原和水解,并与体内某些代谢物结合,使药物活性改变。

绝大多数药物通过代谢后活性降低,或者从活性药物变成无活性的代谢物,称为药物的灭活。少数药物经代谢变化后效力反而增强,也有无活性的药物、前体药物经代谢后转变为活性药物,称为药物的活化。如抗震颤麻痹药左旋多巴,本身并无显著药理作用,但吸收入血进入脑循环后,由多巴脱羧酶脱羧形成多巴胺发挥治疗作用。

4. 排泄 药物在体内的最后过程是排泄,排泄即药物以原型或其代谢产物通过排泄器官或分泌器官排出体外的过程。药物排泄主要通过肾脏,因此对于肾功能不全的患者,用药时应降低剂量或减少给药次数,对于肾脏有损害的药物则应尽量避免使用。此外药物还会通过肺、胆汁、乳汁、唾液腺、支气管腺、汗腺、肠道等排泄。

药物一般经肝脏转化,生成极性较强的水溶液性代谢物,经胆汁排泄。有些药物经胆汁流入肠腔,然后在肠道中又被重新吸收,经门静脉又返回肝脏,这个过程叫肝肠循环。因此,如果能阻断药物的肝肠循环,则能加速该药物的排泄。如洋地黄毒苷注射液主要用于治疗充血型心力衰竭,吸收后部分进行肝肠循环,使药物排泄减慢,但是洋地黄毒苷的治疗量和中毒量之间相差很小,用药的最佳剂量掌握不好,易于蓄积中毒。若洋地黄毒苷中毒,可通过服用考来烯胺可抑制肝肠循环,阻断其重吸收,促进排泄。

药物排泄速度的快慢直接影响药物的作用强度和持续时间,因此根据药物的排泄特点,可以指导临床用药。如链霉素在尿液中浓度是血浆中的 25~100 倍,可以用于治疗尿路感染;红霉素在胆汁中浓度高,可用于治疗胆管系统感染。

四、药效与血药浓度有良好的相关性

有些药物通过其理化作用或补充机体所缺乏的物质而发挥作用,大多数药物是在机体的药物靶位发挥药效功能的。但是直接检测药物在靶位的浓度比较困难,因此通常用血药浓度间接地反映药物在作用部位的浓度。所谓血药浓度一般指药物吸收后在血浆内稳态的总浓度,包括与血浆蛋白结合或在血浆游离的药物。血药浓度也泛指药物在全血中的浓度。

在一定的剂量范围内,血药浓度与药效有良好的相关性。低于引起药理效应的最小浓度往往无效。随着血药浓度的增加,效应强度也相应增加,直到产生最大效应。但血药浓度一直增加并不能使药物效应进一步增加,反而可能会出现毒性反应。血药浓度是随时间而动态变化的,临床上多次给药的目的是保证血药浓度在给药过程中逐次叠加,以便血药浓度达到治疗所需要的水平。

在临床实践中,有时用同样剂量的药物治疗同种疾病的不同患者,其疗效往往相差很大,有的药到病除,有的疗效一般,而有的却没有疗效。为什么会产生这种现象?这是因为患者之间存在着年龄、性别、机体状况、遗传、种族等个体差异,导致药物的吸收、分布、代谢和排泄的程度和速度不同。因此使用同样剂量进行治疗时,不同患者血药浓度变动较大。例如,用苯妥英钠治疗不同患者的惊厥和心律失常,最合适的治疗剂量变化很大。常用量治疗时,有的患者血药浓度最低只有 2 mg/L,根本无疗效;有的患者血药浓度却高达 50 mg/L,出现严重中毒。尽管不同的患者的有效药物剂量变动很大,但是其安全有效的血药浓度变动却较小,一般不超过 1 倍。为了达到安全、有效的治疗目的,某些安全范围窄、个体差异大或需要长期使用的药物需要进行血药浓度监测,以便指导临床选择适合不同个体的最佳治疗方案和最合适的治疗剂量。

一个理想的药物应该是选择性的分布到需要发挥疗效的作用部位,并在必要的时间内维持一定的浓度,尽量少地向其他无关部位分布,以保证药效的高度发挥和用药安全。

五、不良反应

药物在防治疾病过程中既可产生防治疾病的有益作用,也可能会产生与防治疾病无关,甚至对机体有毒性的作用,前者称为治疗作用,后者则称为不良反应。

(一) 不良反应的概念

药品不良反应(adverse drug reaction,简称 ADR)的定义是合格的药品在正常的用法用量的情况下,产生的与用药目的无关的有害反应。药品不良反应可能是产生效应的药物引起,同时也与制造时的杂质、附加剂、溶剂或该药物的降解产物等有关。从药品不良反应的定义来看,药品不良反应不包括无意或有意超剂量用药引起的有害反应,即用药不当引起的反应,也不同于医疗事故以及因药品质量问题(假药、劣药)而引起的有害反应。

1. **药品不良反应的三要素**　从药品不良反应定义来看,药品不良反应这一法定概念包括三个要素:

第一,药品必须合格。合格药品必须具备以下条件:经国家药品监督管理部门审查批准并发放生产(或试生产)批准文号或进口药品注册证;必须按照国家药品标准的生产工艺进行生产,其中中药饮片必须按照国家药品标准炮制,国家药品标准未规定的,须按省级药监部门制定的炮制规范;经质量检验符合国家药品标准,中药饮片按省级药监部门制定的中药饮片炮制规范炮制。

第二,用药必须严格符合药品明示的规定,或遵守医师的正确医嘱。不正常、不合理的用药不在此列。《中华人民共和国药品管理法》第五十八条规定:"药品经营企业销售药品应当准确无误,并正确说明用法、用量和注意事项;调配处方应当经过核对,对处方所列药品不得擅自更改或者代用。对有配伍禁忌或者超剂量的处方,应当拒绝调配;必要时,经处方医师更正或者重新签字,方可调配"。因此临床用药方案不合理或 OTC 药物使用不当以及其他外部原因引起的人身伤害不属药品不良反应。

第三,发生了有害反应,但这种有害反应是与治疗目的无关的或者是出乎事先预料的。如 20 世纪 60 年代波及欧美十几个国家的反应停事件。

以上三要素缺一不可,必须同时满足才可鉴定为药品不良反应。

2. 药品不良反应与其他药物纠纷的区别 药物纠纷可分为由药物本身引起和因药物使用引起的两类纠纷。药物本身问题包括药品质量问题、药品不良反应及上市前临床试验中没有显现的其他问题;药物使用问题包括运输储藏造成的药品变质失效、临床用药方案不合理或 OTC 药物使用不当以及其他外部原因。可见,药品不良反应属于药物纠纷中的药物本身问题,是药物纠纷的下位概念,两者不属同一层面。由于药品不良反应是限于科技发展水平所不能认识和解决的问题,而其他药物纠纷则多是人为过失所致。因此只有明确界定药品不良反应与其他形式的药物纠纷,才能便于其法律责任的认定。

(二) 不良反应的类型

1. 根据药品不良反应与药理作用的关系,药品不良反应一般分为 A 型药品不良反应、B 型药品不良反应和 C 型药品不良反应

A 型药品不良反应为药品本身药理作用的加强或延长。它发生率较高、容易预测、死亡率也低,一般与用药剂量具有相关性。通常随着用药剂量的增大,药物不良反应发生的风险也逐渐增加,并且随着用药剂量的增大,不良反应的严重程度逐渐加重。

B 型药品不良反应又称剂量不相关的不良反应。它是一种与正常药理作用无关的异常反应,一般和剂量无关联,难于预测,发生率低而死亡率高。其主要特点是较少、非预期、有的较严重、时间关系明确。过敏反应和特异质反应属于此类。

C 型药品不良反应是与药品本身药理作用无关的异常反应。一般是在长期用药后出现,其潜伏期较长,药品和不良反应之间没有明确的时间关系。其特点是背景发生率高,用药史复杂,难以用试验重复,发生机理不清,有待于进一步研究和探讨。

2. 根据不良反应的临床表现可分为:副反应、毒性反应、后遗效应、停药反应、变态反应和特异质反应等

副反应:由于选择性低,药理效应涉及多个器官,当某一效应用作治疗目的时,其他效应就成为副反应。副反应是在治疗剂量下发生的,是药物本身固有的作用,多数较轻微并可以预料。

毒性反应:毒性反应是指在剂量过大或药物在体内蓄积过多时发生的危害性反应,一般比较严重。毒性反应一般是可以预知的,应该避免发生。

后遗效应:是指停药后血药浓度已降至最小有效浓度以下时残存的药理效应,例如服用巴比妥类催眠药后,次晨出现的乏力、困倦等现象。

停药反应:是指突然停药后原有疾病加剧,又称反跳反应,例如长期服用可乐定降血压,停药次日血压明显回升。

变态反应:是一类免疫反应。如非肽类药物作为半抗原与机体蛋白结合成为抗原后,经过 10 天左右的敏感化过程而发生的反应,也称过敏反应。常见于过敏体质患者。

特异质反应:少数特异体质患者对某些药物反应特别敏感,反应性质也可能与常人不同,但与药物固有的药理作用基本一致,反应严重程度与剂量成比例,药理性拮抗药救治可能有效。

(三) 不良反应报告制度

1. **国家建立药物警戒制度**　在药品上市前,制药厂家必须提供动物实验和临床试验的数据,证明申报产品的安全与有效。药品监督管理部门必须组织专家评审资料的质量,以确定上报的资料能证明药品的安全与有效。药品上市后由药品监督管理部门组织上市后监测,监测对象涉及用药的患者、处方医生及配方药师等。因此,制药企业、药品监督管理部门、患者、医生及药师等对药品的安全性都有责任。因此,药品的安全性是生产企业、药品监督管理部门、医生、药师及患者共同的责任。《中华人民共和国药品管理法》第十二条规定:"国家建立药物警戒制度,对药品不良反应及其他与用药有关的有害反应进行监测、识别、评估和控制"。

对已确认发生严重不良反应的药品,国务院或者省、自治区、直辖市人民政府的药品监督管理部门可以采取停止生产、销售、使用的紧急控制措施,并应当在5日内组织鉴定,自鉴定结论做出之日起15日内依法做出行政处理决定。

该条是关于国家实行药品不良反应报告制度和药品监督管理部门对已确认发生严重不良反应的药品采取紧急控制措施、组织鉴定、做出行政处理决定的规定。其中阐明:

(1) 药品不良反应报告制度的实施主体是药品生产企业、经营企业和医疗机构,报告药品不良反应是上述单位的法定义务。因此,这些单位应当设置机构或配备专业人员,经常性地考察药品的质量、疗效和反应。将药品不良反应报告制度作为本单位的一项常规性工作,按照法定程序和要求执行。药品不良反应报告制度的监督主体是国务院和省、自治区、直辖市人民政府的药品监督管理部门、卫生行政部门及其药品不良反应监测中心。

(2) 药品生产企业、药品经营企业、医疗机构发现可能与本单位生产、经营、使用药品有关的严重不良反应,必须及时向所在地省、自治区、直辖市药品监督管理部门和卫生行政部门报告。这里的"严重不良反应"是指有下列情形之一的:①因服用药品引起死亡;②因服用药品引发癌症或致畸;③因服用药品损害了重要生命器官,威胁生命或丧失正常生活能力;④因服用药品引起了身体损害而导致住院治疗;⑤因药品不良反应延长了住院治疗时间。这里的"及时"是指一般情况下必须在严重不良反应出现后24小时内报告。

(3) 对已确认发生严重不良反应的药品可以采取停止生产、销售和使用的紧急控制措施。一方面是为了有效防止该药品使用范围继续扩大可能导致的使用该药品后发生严重不良反应人群的增多;另一方面是药品监督管理部门在采取紧急控制措施期间,可以迅速组织有关专家对此进行鉴定,从而进一步做出行政处理决定。行政处理决定包括以下两种情况:经过权衡利弊,以最大可能保证用药者安全为前提,在可控制的条件下继续使用该药品。如采取修改说明书、调整用法用量、增加注意事项和给予特别警示等措施后,撤销对该药品的紧急控制措施;经过鉴定后认为继续使用该药品不能保证用药者安全,或者有其他更安全的同类药品可以取代的,国务院药品监督管理部门撤销该药品的批准文号或者进口药品注册证书,已经生产或进口的,由当地药品监督管理部门监督销毁或处理。采取紧急控制措施应当按照国务院药品监督管理部门制定相应的程序和办法。按照法定要求,药品监督管理部门在采取紧急控制措施后5日内(含法定节假日)组织鉴定,即在5日内必须进入鉴定程序,自作出鉴定结论起15日(含法定节假日)内依法做出行政处理决定。

2. **药品不良反应管理机构和职责**　国家药品监督管理局主管全国药品不良反应报告和监测工作,地方各级药品监督管理部门主管本行政区域内的药品不良反应报告和监测工作。各级卫生行政部门负责本行政区域内医疗机构实施药品不良反应报告制度的相关管理工作。地方各级药品监督管理部门应建立药品不良反应监测机构,负责本行政区域内药品不良反应报告和监测的技术工作。2011年5月4日颁布的《药品不良反应报告和监测管理办法》中明确规定:

国家药品监督管理局负责全国药品不良反应监测管理工作,并履行以下主要职责:①与卫生部共同制定药品不良反应报告和监测的管理规定和政策,并监督实施;②与卫生部联合组织开展全国范围内影响较大并造成严重后果的药品群体不良事件的调查和处理,并发布相关信息;③对已确认发生严重药品不良反应或者药品群体不良事件的药品依法采取紧急控制措施,做出行政处理决定,并向社会公布;④通报全国药品不良反应报告和监测情况;⑤组织检查药品生产、经营企业的药品不良反应报告和监测工作的开展情况,并与卫生部联合组织检查医疗机构的药品不良反应报告和监测工作的开展情况。

省、自治区、直辖市药品监督管理部门负责本行政区域内药品不良反应报告和监测的管理工作,并履行以下主要职责:①根据本办法与同级卫生行政部门共同制定本行政区域内药品不良反应报告和监测的管理规定,并监督实施;②与同级卫生行政部门联合组织开展本行政区域内发生的影响较大的药品群体不良事件的调查和处理,并发布相关信息;③对已确认发生严重药品不良反应或者药品群体不良事件的药品依法采取紧急控制措施,做出行政处理决定,并向社会公布;④通报本行政区域内药品不良反应报告和监测情况;⑤组织检查本行政区域内药品生产、经营企业的药品不良反应报告和监测工作的开展情况,并与同级卫生行政部门联合组织检查本行政区域内医疗机构的药品不良反应报告和监测工作的开展情况;⑥组织开展本行政区域内药品不良反应报告和监测的宣传、培训工作。

> **课程思政**
>
> **坚定中医药文化自信,推动中医药事业高质量发展**
>
> 中医药学是世界医学宝库的重要一员,中医药事业是中医药文化所依托的载体。党的十八大以来,以习近平同志为核心的党中央把中医药工作摆在更加重要的位置。从2016年国务院印发《中医药发展战略规划纲要(2016—2030年)》,到2017年《中华人民共和国中医药法》实施;从2019年全国中医药大会召开,到2021年国务院办公厅印发《关于加快中医药特色发展的若干政策措施》,2023年《中医药振兴发展重大工程实施方案》出台,再到2025年国务院办公厅印发《关于提升中药质量促进中医药产业高质量发展的意见》,中医药事业发展顶层设计不断完善。新时代背景下,中医药智慧回归国人日常生活,全社会正在营造"信中医、爱中医、用中医"的良好氛围。在社会主义现代化建设的新阶段,要进一步坚定中医文化自信,发挥中医药的特色与优势,更好地为人民健康服务。

第二章 新药研发

第一节 新药的研发现状

当今时代在快速发展的生物医学领域,新药研发不仅是科技进步的象征,更是人类对抗疾病、提升生命质量的关键手段。随着全球人口老龄化加剧、慢性病负担加重以及新发传染病的不断挑战,人们对新药的需求日益迫切。伴随科学技术的不断进步,新药研发的过程也在经历一场深刻的变革。其中,中药新药研发与化学新药研发作为两大核心路径,各自展现出了独特的魅力和挑战,共同推动着全球医药科学的进步。

一、中药新药研发现状

中医药是我国人民创造的宝贵财富,它以其独特的理论体系和临床疗效,在世界医药体系中独树一帜。随着我国经济的发展以及加入世界贸易组织,我国医药事业面临着越来越大的挑战,同时也为我国中药新药的研制开发带来了前所未有的机遇。研发中药新药,已成为国内众多医药企业当前的重点布局区域,也是未来发展的立足之本。这一方面说明植物药作为治疗药品开始被国际社会广泛接受,另一方面说明我国中药研究的水平和地位也在逐步提高。

对中药新药的研发是实现中医药现代化和国际化的重要途径和手段。在国际市场上,中成药出口额大部分为日本、韩国等国家占有,我国所占比例甚小。因此在保持发扬中医药传统特色和优势的同时,充分利用现代科技手段和方法,研发符合市场需求的新一代中药新药,提高我国中药产品在国际市场上的竞争力,是目前中药新药开发中的重要任务之一。在中药新药研发中,除了研究实施中药材生产质量管理规范(good agricultural practice, GAP)、中药与植物药提取生产质量管理规范(good extracting practice, GEP)、药品生产质量管理规范(good manufacturing practice, GMP)、药品非临床研究质量管理规范(good laboratory practice, GLP)、药品临床试验质量管理规范(good clinical practice, GCP)等重要环节,加强与国际接轨之外,深入研究中医药自身的特点和优势,并据此研制特色新药,将是今后中药新药研发的方向。

(一) 中药新药研究的特点

中药新药与化学药新药开发研究的首要区别是中药新药研制必须在中医药理论指导下进行,

这是中药新药研制最重要的特征。其次，中药经过上千年的使用，积累了许多宝贵的临床经验，这些都可供借鉴和参考；中医重视并强调理、法、方、药，辨证论治的整体观念，中药大多以复方配伍为主，成分复杂，目前很难单独说明某种成分的疗效；中药新药质量受原药材质量的直接影响，原药材品种、产地、采集时间、加工炮制等对该药的质量有着明显的影响。因此，中药新药研制必须根据上述特点，结合制剂特点、注册分类要求，根据不同情况采取不同的研究方法。

（二）中医药理论在中药新药研制开发中的地位

在中医药理论体系指导下，用于防治疾病的药物，统称为中药。中药学的核心是整体性，药性理论归属于中医药理论体系，反映的是中医药理论思维内容和规律。因此，离开了中医药理论体系，中药就不能称之为中药。中药复方是针对特定病症多味中药的有机组合，方中君、臣、佐、使明确，符合中药的药性理论及配伍。中药新药的研制开发必须以中医理论为指导，结合现代的病理学和药理学等，运用现代科学技术进行研究，才能使药物的研制更具有优势与特色。

从很大程度上讲，中药新药研制是借中医药理论指导之名，行植物药或天然药物开发之实。几乎所有的中药新药研究开发都声称是在中医药理论指导下，但主要的研究工作与中医药理论的结合不是很紧密，甚至是脱节的。在中药新药研究指南或技术要求中，提取工艺质量标准、药理试验、临床试验等实质性研究的内容和方法，都是参照甚至是沿用西医西药或天然药物研究的模式和要求来制定的。在中药复方提取工艺研究中，多数中药提取路线的制定和工艺条件的筛选，往往是"惟有效成分论"，复方的优势和配伍关系常常难以得到有效的表达。这里所指的"有效成分"往往是单味药的与复方功效相同或相似的某些药效作用，如保肝药的复方药物，不管是君药还是臣药，不管是佐药还是使药，都是注重提取其中具有保肝降酶作用或与此作用直接关联的成分。但事实上，一个合理配伍的中药复方各单味药应该各司其职，化学提取也应该是依方随证，而不应是简单地提取合并相同或相似功效的成分，否则，就失去了复方配伍的真正要义。

（三）中药新药研究与中药现代化

所谓中药现代化是指继承和发扬传统中医药的优势和特色，结合现代的科学技术方法和手段，研发符合国际通行的医药标准和规范，能够合法地以药品身份进入国际医药市场的中药产品。中药现代化主要涉及三个方面：第一，思想观念现代化。中药的现代化首先就应该强调指导思想的现代化，必须突破传统思想的束缚。第二，技术领域现代化。要注重现代生物技术在中药领域的应用，加强对先进的符合 GMP 要求的生产工艺的研究，提出切合中药特点的质量控制体系，通过 GAP - GLP - GMP 体系，强化质量控制，力求实现质量稳定可控。第三，对已有临床疗效肯定的古方、复方进行二次改造，主要是利用现代制剂技术，推动落后传统工艺的改造，使之能被世人认可，与国际创新药接轨。

中药现代化应充分利用新技术、新方法，加强中药创新性的研究。创新可从以下几方面考虑：①新物质，即新的有效成分、有效部位、新的组方；②作用效果更新；③作用机制更新；④治疗范围新；⑤开发新剂型；⑥剂量要小。同时不可忽视经典中成药的二次开发。中药开发是具有较大优势的领域，是能带动整个医药产业关键性技术进步与创新的领域，我们应该对中药产业在医药产业中的战略地位有充分的认识，应当通过中药领域的率先性技术进步与创新，填补化学制药产业由仿制向创新型转变过程中出现的空白点。

(四) 中药新药评价

寻找并发现新药后,就要根据新药评价的内容逐一进行研究。根据我国新药审批办法规定的新药类别,确定该完成哪些内容的实验研究。新药评价内容一般可按学科和审批办法的具体要求来分。

1. 药学评价 药学评价是新药评价的基础,它直接决定和影响着新药的安全、有效优质、稳定。其主要内容有名称、结构、分子式、理化性质、合成路线和工艺、制剂处方和制作工艺、定性鉴别、含量测定、稳定性试验、质量标准和起草说明等。

2. 临床前药理学评价 临床前药理学评价是新药评价的核心之一,有效与否决定该药能否进入临床评价。其主要内容有:①主要药效学,一般要求用2种动物、2种以上方法、2个途径、3个剂量、空白对照、阳性对照和模型对照等;②一般药理学,一般要求2~3个有效剂量、临床给药途径,至少观察对神经系统、心血管系统和呼吸系统的影响;③药代动力学,一般要求3个剂量,提供常规药动学参数、模式类型和分布排泄试验。

3. 临床前毒理学评价 临床前毒理学评价是新药评价的核心之一,毒性的大小直接决定和影响新药能否进入临床、进入临床后可能的风险以及新药开发的前景。其主要内容有急性毒性、长期毒性、毒代动力学、特殊毒性、局部用药毒性、过敏试验、刺激性试验和药物依赖性试验。

4. 临床评价 临床评价是新药评价的关键,成功与否在此一举。临床无效或毒性太大不可能批准上市,疗效不明显或毒性大的新药也没有开发前景。其主要内容是临床疗效、毒性和不良反应观察,分Ⅰ~Ⅳ期临床研究:Ⅰ期临床研究主要是耐受性试验和药动学研究;Ⅱ期临床研究是随机双盲对照研究;Ⅲ期临床研究主要是扩大临床试验;Ⅳ期临床研究是继续扩大临床试验范围、特殊临床试验、补充临床试验和不良反应观察等。

(五) 中药新药研发现状

我国的中药新药研究开发已走上科学化、规范化、标准化和法制化的轨道。至今已有1141种中药新药通过注册,其中一类占11.5%,二类占6.5%,三四类各占40%,五类占2%。随着中药新药研制水平的提高,新药取得了很高的经济效益。有专家预测,未来中药将成为全球性投资热点。国内外市场需求、我国经济的迅速发展、现代科技手段的应用促进我国中药产业形成新的经济增长点,这为我国中药事业发展与创新带来前所未有的机遇。

尽管中药发展存在良好的发展前景,但是我们仍然要对中药新药的研发现状有清醒的认识。

1. 市场竞争力比较大 当前受到来自国外"洋中药"的巨大压力,在国际市场上,我国的中成药出口额所占比例甚小。因此,在发扬中医药传统特色和优势的同时,充分利用现代科技手段和方法,研发符合市场需求的新一代中药新药,提高我国中药产品在国际市场上的竞争力,是目前中药新药开发中的重要任务之一。

2. 中药新药研究中知识产权和专利保护不够 中药是中国的国宝,其知识产权无疑属于中国。我国使用中药已有几千年的历史,但对中药的知识产权保护却一直不够重视,缺乏有效保护中药知识产权的手段和方法,对知识产权保护的意识也不强,致使许多中药知识产权流失。近年来,欧美、日韩等发达国家凭借他们的专利经验,利用知识产权武器,加强了对中药的科研投入,并利用我国中医古籍和民族草药文献来寻找新药。此外,我国是中医药的发源地,中药的科研及市场具有明显的优势,中药的技术和产品理应具有我们的自主知识产权。因此,有必要开展中药领域专利战略研究,针对中药自身的发展需要,结合中药行业发展目标,确定相关的发展战略。

3. 中药新药研究人才欠缺 医药行业属于知识密集型产业,对人才及其素质要求很高。不仅要注意培养新药研发人员的科研水平,更要提高其决策水平、管理水平,只有这样,中药新药研发才有可能融入市场经济的洪流。培养和造就一支强大的人才队伍,是发展医药科技事业的大计,亦是"科教兴药"战略的关键。在医药科技攻关、技术引进、技术开发的实践中,应注意发挥老科技人员的作用,努力培养中青年优秀人才,创造条件,使中青年学术带头人脱颖而出。

4. 中成药市场发展不平衡 治疗某些疾病的中成药市场处于饱和状态,竞争极其激烈,而防治某些常见病、多发病的中成药又极其缺乏。剂型发展也不平衡,某些传统制剂型太多,而现代新制剂、新剂型又太少,研究和开发的力度不够。档次高的一二类新药少而又少,而三四类新药又太多,这一多一少就构成了目前中成药市场低水平重复格局。

综上所述,近年来中药新药研究成绩显著、问题突出、创新不够、低水平重复严重,政策法规、技术标准有待进一步修改、补充、完善,监督管理有待加强。增加投入、鼓励创新、提高质量、限制数量、抑制低水平重复,加强医药结合、多学科结合,采取各种对策才能更好地开展中药新药研发。

中药新药研究要从临床实际需要出发,或者针对当前疑难病症寻找有效防治药物;或者针对常见病、多发病寻找疗效更好、毒性更小、作用长效的新制剂;或者改进工艺,降低成本,增强疗效;或者改变剂型,增加吸收,方便使用,提高稳定性;或者发掘利用新资源;或者在已知有效药物中提取、寻找活性强的有效成分或部位。总而言之,中药新药就是要围绕"安全、有效、可控"三个基本原则,突出一个"新"字,尽量避免缺乏开拓性、创造性、科学性和先进性的低水平重复。

中药新药开发研究是一项庞大的系统工程,需要多个专业、部门的整体协作,需要多个学科的相互渗透与融合,在保持和发扬中医药特色与优势的同时,结合现代科学理念,采用现代科学技术与方法,研制现代化的中药新药,这样的新药才符合社会发展的要求。机遇与挑战并存,一方面面临着国际医药市场的巨大压力,另一方面也唤醒了国家、医药学界乃至全社会对中医药行业的关注。如何利用中医药文化领先优势,加强中药新药的开发研制,在未来的中医药市场中独占鳌头,是我们应当深入思考的问题。

二、化学新药研发现状

(一)化学新药研发的市场发展特点

创新药物研究与开发,集中体现在生命科学和微生物技术领域的新成就与新突破,体现了多学科技术的交叉集成。20世纪70—90年代是新药研发的黄金时期,一系列原创药物和模仿创新药先后上市,药物研发重点也随着世界疾病谱发生变化。二十世纪七八十年代研发重点主要聚焦于感染性疾病、消化系统疾病、高血压等,因为环境的恶化及人口老龄化问题,药物研发重点主要集中在肿瘤、慢性病和老年疾病。目前,新药研发的市场格局正在慢慢发生变化。整个药物市场持续增大,但增速有所变化。美国和欧洲一些国家仍然在市场占有很大的份额,但发展速度趋向稳定;而以中国、印度、俄罗斯为代表的新兴市场正在快速发展。同时,药物开发的风险也在增加,近年来Ⅲ期临床试验和新药申报的平均成功率大大降低,其原因主要是安全性不好、有效性不够等。药物研发投入高涨,投入产出比持续降低,这使得药物开发的成本正在不断上升,新药研发的市场格局正在慢慢发生变化,因专利到期而失去独占市场权利的"重磅炸药"级产品,在带来很多新机遇的同时也使市场竞争更加激烈。组胺H2受体阻滞剂西咪替丁和雷尼替丁是市场上重磅炸弹式新药的首例。20世纪90年代后为加速药物先导化合物的合成和生物活性筛选的速度,出现了组合化学和高通量筛选关键技术并得到了加速发展。尽管这两大技术和方法已广泛应用于新药研发,但由于众多复杂原因,新药的产出仍不尽人意。

(二)化学新药研发面临的挑战和问题

近20年来新药研究的理论、方法和各种技术有很大的发展和提高,例如配体-靶标的对接和其复合物的核磁共振研究及X射线晶体分析、虚拟筛选、基于靶标结构和基于片段的分子设计等,但全球的新药研发却出现衰退趋势。以美国为例,近年来每个新药平均研发周期长达12~15年,资金投入升至10亿~15亿美元,但每年上市的新药数量并未增加。

当前新药研发面临的严峻问题是,一些大公司拳头产品的专利陆续到期,具有市场独占权的原创性新产品缺乏,大公司目前的新产品往往是通过独家授权、兼并小公司或经技术转让后获得的。这种直接的市场利益驱动管理模式,使得一些公司对在研新药的利弊判断缺乏客观性和公正性,临床试验阶段公司监控力不强,为了新产品尽快上市,对一些不利的结果未能及时公开,形成上市后的安全性隐患。

纵观近20年的新药研发历史,大公司越来越多地利用医药研发的技术外包服务,集中精力于创新。新药产品链有远近结合的分阶段配置,不再单纯追求重磅炸弹式新药的轰动效应,在全新药物和个体化药物等方面开展深入研究。近年一部分制药公司逐步意识到通过开放式创新、整合利用社会创新资源、加强新药研发团队同内外部不同专业人员的交流讨论,有利于碰撞出创新的火花,提出推进项目的建议,及时发现和克服项目进展中出现的问题。

第二节 新药的研发策略

一、中药新药的研发对策

面对中药新药研究中存在的种种问题,为了保护我们的宝贵财富,更是为了广大消费者的健康,应切切实实做好以下几点:

(1) 加强天然产物活性成分及中药有效部位的研究:近年来,从天然产物中研究开发药物最引人瞩目的成果当属治疗卵巢癌的首选药物紫杉醇,该药于1992年批准上市。近年来我国先后研制出70余种新药并广泛应用于临床,其中,小檗碱和青蒿素,都是从我国常用中药中发掘出来的。中药有效部位的研究可为相关学科的发展提供新的增长点,创造有中国特色的医药学。确定复方有效部位,探讨有效部位的主次,建立复方量效关系,对有效部位中主要药效物质基础或者主要药效物质群的研究是中药复方化学研究的重点,也是探明中药复方配伍规律、药效作用机制的基础。只有这样才能推出组方合理、工艺先进、高效安全、体现中医药特色的中药新药,推动中药走向世界。

(2) 深入优势研究和疗效评价研究:方剂是在中医药理论指导下,通过有机配伍而形成的特殊药物整体,其独特的优势在于以多种有效组分为基础,以多靶点、多途径、多层次为作用特点的整合调节作用。疾病一旦产生,其对机体产生的病理生理影响不是单一的,而是极其复杂的,涉及机体生命活动多个方面、多个环节。中药方剂是通过多组分作用在多靶点,融合拮抗、补充、整合、调节等多种功效而起到治疗作用,在防治疾病过程中,具有改善机体病理状况和调节机体生理功能的显著优势。加强这种优势研究,阐述其特点和机制,是提高中药市场竞争力的有效途径之一。

一种药物,其价值就在于能否治疗疾病,即临床疗效的优劣。只要具有明确的临床疗效,就有市场,临床疗效是说明问题的关键。中医药几千年来为中华民族的生存发展做出了巨大贡献,其临床疗效是无须置疑的。近几十年来,我们开展了大量中医药的临床研究,但往往是低水平重复,没有统一的标准,缺乏科学性,虽然国家批准生产的中药新药已经很多,但难以得到国际上的认可。因此,开展多中心、随机双盲、对照试验研究,提高临床研究的水平和科学性,也是中药新药开发研究的关键问题之一。开发中药新药的过程要符合国际规范,中药才具有国际竞争力,才能走向世界。具体工作可围绕以下三个方面进行开展。

(1) 加强中药新药的知识产权保护:从总体上来看,我国中医药知识产权意识还比较弱,致使许多宝贵的中药知识财富面临被攫取的危险。近几年,中医药产业知识产权保护虽然引起了重视,但相关的法律法规还不够完善,在如何操作及申请国外的知识产权保护方面还有很大欠缺。因此,要针对中药自身的特点和发展需要,研究中药知识产权保护的内容,制定和完善相关法规,强化知识产权保护意识。一方面要加强对原有名特优中成药知识产权的保护,另一方面在研发中药新药的过程中,注意加强对其知识产权的保护,包括研究的技术、方法等都应受到的保护。开发的新药应该是具有自主知识产权的中药新药,有一系列的国内和国际专利,并形成技术壁垒,有效地保护中药品种和中药产业。

(2) 加强现代新技术新方法在制剂工艺中的应用:加强微波萃取、超临界萃取、液滴逆流萃取、超声波萃取等技术,分离技术中的层析技术、大孔吸附技术、凝胶分子筛选技术、膜分离技术、超速离心等技术,以及干燥技术中的喷雾干燥、冷冻干燥等技术在中药新药研究中的应用。此外,也要注重新辅料、固体分散技术和环糊精包合等技术的应用。

(3) 培养创新型人才:创新精神和创新能力是新时代对人才最主要的内涵要求,为了中医药事业的发展,我们要加强教学体制改革,培养创新意识、激发创新行为、建立创新教育新模式,培养创新型的人才,培养他们的创新精神和创新能力。

二、化学新药研发策略

当今临床使用的小分子药物只限于 248 个不同靶标,其中一半属于 G 蛋白偶联受体、离子通道和核受体三个蛋白质家族。为发掘新的靶标,近年将蛋白-蛋白相互作用(protein-protein interaction, PPI)作为药物的新靶标,寻找影响其相互作用的小分子抑制剂或调节剂已成为研究热点。蛋白-蛋白相互作用涉及绝大多数的生物学过程,包括胚胎发育、细胞间通信、受体-配体作用、信号传递、基因转录、代谢、增殖和抗体平衡。有些蛋白-蛋白相互作用参与疾病相关的信号通路,是一类全新的药物可干预的靶标。在后基因组时代,功能基因组学和蛋白质组学的研究进展使人们已有可能将不同蛋白与不同疾病联系起来。这些蛋白未表现出目前已知的酶和受体的活性,在探索这类蛋白-蛋白相互作用与疾病关系时,高通量化学、高通量结构生物学和计算化学方法大大促进了基于片段的药物设计(fragment-based drug design, FBDD)平台的建设。此类平台将在今后新药研发中发挥重要作用。随着平台技术的建立和不断改进,基于片段的药物设计已成为继高通量筛选后发现先导物的重要技术和方法。过去 10 余年中,已应用此方法推出一个临床用药,即治疗黑色素瘤的 BRAF 激酶抑制剂维罗非尼,另有数个正在进行临床试验。今后对 PPI 抑制剂的设计优化将主要应用 FBDD 技术,它将在今后作为高通量筛选先导化合物的技术平台在新药研发中发挥独特的作用。

(一) 药物发现模式

药物发现的方式包括随机发现、定向筛选发现。其中随机发现是治疗作用的随机发现,药物来源的随机发现。定向筛选发现是特定疾病的药物的筛选发现,特定药物来源物质的筛选发现。目前来讲,药物发现的模式分为三种:传统药物发现模式、现代药物发现模式、未来药物发现模式。

1. 传统药物发现模式

从药用植物中分离单一成分改造并人工合成→动物模型进行定向药理筛选或随机筛选→发现有活性的先导化合物→进行优化研究→药理学筛选确定候选药物。

2. 现代药物发现策略

现有化合物(如植物提取物)人工合成的化合物,微生物发酵产物→体内、外动物模型进行随机或定向药理筛选→发现先导化合物→先导化合物优化→进一步药理学筛选→候选药物→临床前和临床试验→药物。从众多的化合物中挑选出有活性的先导化合物,以生命科学为基础,根据机体内生命活性物质以及与疾病相关的药物作用靶点设计先导化合物。

3. 未来药物发现模式

未来药物发现模式的流程见图 2-1。

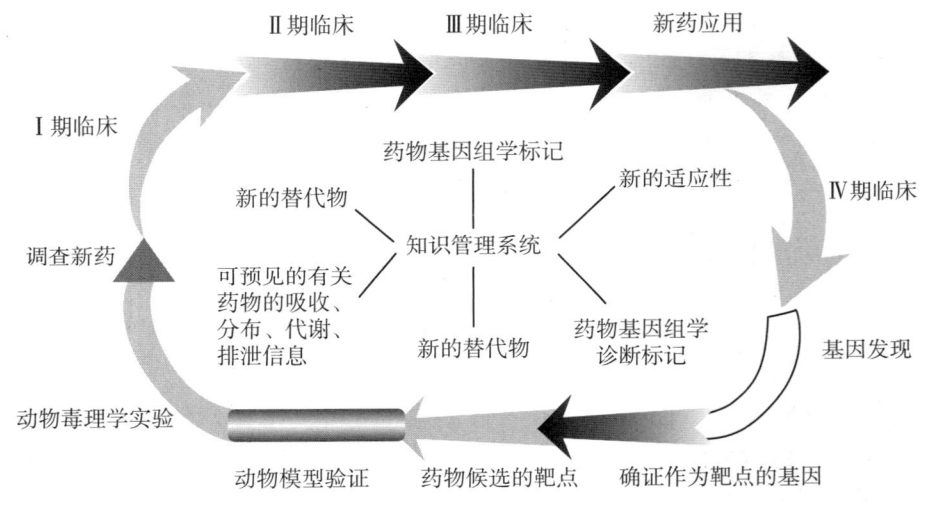

图 2-1 未来药物发现模式

(二) 新药研发的对策

新药研发的技术和方法在近 30 年有了长足进步,建立起了功能强大的技术平台,有的已达到全自动化和智能化水平。如何运用这些技术手段和方法,加快新药研制的步伐并提高新药的命中率,需要将其传统的技术和方法相融合,根据新药研发的成功经验和失败教训提出正确的策略,以指导新的项目并在进行过程中及时作出调整。

(1) 传统药物作用机制的深入研究是发现新用途的根本:由于"老药新用"研发过程可以免除已有的毒理学和药代动力学评价,因此可以大大缩短开发的时间和研究成本(约为 40%)。但是,还需要进行如何系统的寻找新适应证和新用途的问题研究。

沙利度胺(反应停)事件使全球科学家对其致畸机理进行了数十年不间断的研究,在器官形态学、细胞水平甚至分子水平的研究取得了丰硕成果,如利用其抗新生血管形成的作用,对恶性肿瘤和皮肤性血管红斑狼疮等的治疗。

早期研究方法涉及对基因表达数据库的使用以及药物注释技术的引入,后来具有专利保护的算法及其他研究方法也进入了老药新用的研发模式中。譬如以细胞疾病模型建立的生物信息学高通量筛选技术、以共享分子特性数据库建立的基因活性定位技术、化学信息学配对技术以及体内动物疾病模型等其他方法。

(2) **剂型创新延长老药上市周期**:100多年来围绕降低副作用、提升药效、用于新的适应证,拜耳公司不断对阿司匹林进行改进。20世纪早期,将阿司匹林由粉剂改成了片剂,又推出了适用于儿童的阿司匹林咀嚼片。20世纪70年代,加入了维生素C的泡腾片。20世纪90年代,为阿司匹林增加了一层薄膜衣,制成了在肠道内溶出的阿司匹林肠溶片,以减少药物对胃部的刺激。最新推出的产品中,有能够防止中风和心脏病复发的低剂量阿司匹林。此外还正在开发各种不同阿司匹林缓释和控释制剂,如骨架缓控释、微球缓控释、环糊精包合物缓释、胃内滞留漂浮型缓释等剂型。

(3) **模仿创新的后发优势**:降脂药阿伐他汀是模仿创新的最好实例。这种策略的优势在于:①由于原创新药(洛伐他汀)已经在临床实验中证实了有效性和安全性,项目风险小;②生物评价方法已成熟,不必像开发原创新药那样要先建立方法和模型;③同一靶点先上市的药物已经得到市场认可,后开发药物只要有特点和优势就容易被市场接受。用于同一适应证的药物市场是有限的,业界一般认为相同靶点前三名上市的药物赢利率高。尤其是近年来美国食品和药物管理局对批准模仿创新药物的有效性、安全性要求十分苛刻,因此排在第五名的阿伐他汀的成功的确是一个奇迹。

(4) **知识产权和专利保护是新药研发的助推剂**:新药研发的知识产权问题十分重要,必须在合适时间及时申请专利。例如由于紫杉醇开始没有申请专利,导致紫杉醇商标的申请产生了一系列的争议,并引发了国会听证及诉讼。而多西他赛由于研发者波蒂尔等一开始就非常注意知识产权的保护,专利保护到位,使后期没有相关争议,开发和上市都很顺利。在紫杉醇上市仅仅3年后,多西他赛即成功上市,并于1996年进入美国,且销售额远远高于紫杉醇。

立普妥的主专利(US5273995)由于历史原因没有进入中国,但1999—2006年立普妥获得了中国的行政保护。北京红惠和河南天方两家抢在1999年前报批新药成功,可以上市销售。但辉瑞的阿伐他汀晶型专利(US5969156)没有在中国申请专利(CN1190955),所以国内企业不得不以无定形粉末而不是最优的I型晶型上市。国内企业随后发起对晶型专利的挑战,国家知识产权局已于2009年6月认定该专利无效,辉瑞遂采用惯用的拖延战术继续上诉,至今没有结案。由于法律规定在最高法院没有终审判决前,国内企业不能采用I型晶型,拖延期间的实际获益者还是辉瑞。

课程思政

(一) 守正创新,培养学生对中医药的认同感和自豪感

中医药理论是我国中医药前辈们总结出来的实践真知,至今仍具有广泛的指导意义和应用价值,

中医药在治疗瘟疫、急性传染病中具有独特的优势,2003年SARS疫情期间,以吴以岭院士为首的团队融合汉代张仲景《伤寒论》麻杏石甘汤、清代吴鞠通《温病条辨》银翘散等三朝名方,结合现代病毒学研究,仅用15天完成连花清瘟组方。2020年该药成为我国首个获批治疗新冠病毒感染的中成药,进入了30余个国家抗疫药品清单,将中医药守正创新的辩证统一思想展现得淋漓尽致,实现了西方从质疑"神秘黑匣"到认可"可量化效应"的态度转变。

(二)自主创新,培养学生追求卓越和风险担当的精神

2019年,百济神州研发的泽布替尼成为首个获得美国FDA"突破疗法"认定的中国抗癌新药,用于治疗淋巴瘤,该药通过优化分子结构,使药物靶向性达到国际同类药物的3倍。创始人王晓东放弃国外优渥条件回国创业,带领研发团队在动物模型失败后,连续200日重构实验方案,体现了科学家精神和企业家的双肩担当。该药打破了我国过去10年内国内临床使用的抗癌药80%依赖进口的现状,破解了"卡脖子"技术的自主创新,使我国新药研发领域的"中国制造"到"中国智造"转型。

第三章 药物产业

第一节 中药产业

中医药文化是中华民族的优秀文化,是我国的宝贵财富。中医药事业是我国卫生事业的重要组成部分,中药产业是我国具有原创知识产权的优势民族产业。近年来,我国中药产业发展模式逐步从粗放型向质量效益型转变,产业技术标准化和规范化水平显著提高,涌现出一批优势企业和产品。中药产业逐步形成了以中药农业为基础、中药工业为主体、中药装备业为支撑、中药商业为枢纽的新型产业技术体系。在我国的经济发展中,中药产业已成为具有独特价值和广阔市场前景的战略性产业。

一、中药农业

(一) 概念

中药农业是伴随着人类社会的发展、物质文明的不断进步和人们对健康需求的不断提高,从大农业中逐渐分离出来独具中国特色的产业。狭义而言,中药农业是指中药材的农业生产活动,是我国农业生态系统和生产系统的重要组成部分,主要包括药用植物栽培和药用动物养殖。就其功能作用来讲,中药农业不仅是中药原料的主要生产者和供给者,还是农业生产和生态多样性的承担者,也是优秀传统文化普及和传承的载体。

(二) 基本特征

1. **生长环境特殊** 中药材的分布和生产离不开一定的自然条件,无论品种、产量和质量都有一定的地域性,这是生物进化的结果,也是天地自然最佳组合的产物。

2. **管理要求不同** 普通农作物种植多为大田种植,而传统中草药大多不与粮争地,喜生于深山峻岭、田边地头、水岸;与大田作物追求新品种、大产量不一样,中药材生产提倡挖掘老品种,回归传统,以保证道地性和药性;普通作物追求快产快出,但中药材须达到一定的种植时间;大田作物是"顺境"出产量,管理上要精心呵护,而中药材是"逆境"出品质,管理上要求仿照天然生境,以保持其抗逆性。

3. **采收加工条件特殊** 中药材对栽培、采收及加工方式的要求比普通农作物更为讲究。药材采收在有效成分含量最高时最为适宜,否则必然影响药效,甚至变成次劣药材。炮制与加工也对道地药材的质量有着非常重要的影响,用料、火候、生熟都极为考究。

4. **基本功能特殊** 普通农业的基本功能是保障人民的基本生活需求,一是温饱,二是口感。而中药农业是为了丰富和满足人们的健康需求,即防未病、治已病,身体健康,延长寿命,这是更高层次的需求。

5. **经济价值更高** 中药农业的收益,往往高于普通种植和畜禽养殖,其加工效益更是倍增。

6. **市场需求更广** 从古至今,中药不仅受到中国人的青睐,也被许多外国人所接受。中药在国内有庞大的消费市场,有众多中药材交易市场的流通支撑和数千家药厂的原料需求。此外,中药的国际市场也日益扩大。

7. **资源禀赋独特** 2011—2022年,国家中医药管理局组织开展了第四次全国中药资源普查,获取了3345万条数据信息,涵盖了1.8万余种中药资源的种类和分布等信息,发现新物种196个,其中80%具有潜在的药用价值。

8. **本质属性独特** 普通农业属自然科学,其发展要遵循自然规律和经济规律。中医药自古被称为"生生之学",中药农业的属性既是自然科学,又是人体生命科学,须同时遵循自然、经济和人体生命科学规律。中药的四气五味、升降沉浮、性味归经等,本质是药证对应,即对人的生命运动进行生态性调理,进而防病治病、保护人体健康。

9. **社会认同度高** 我国有数千年的药食同源传统,国人对中药农业及其产品的养生、治病作用认同度很高。这种源于民族基因的社会公认度绝非耗巨资进行品牌宣传能得到的,它给中药农业烙上了特有的历史记忆。

10. **文化元素独特** 中药是有内涵、有灵魂、有文化传承的健康产品,也是包括哲学、艺术等在内的一种综合性的人文生命学,凝聚着中华民族精神血脉的中国式原创思维。中药作为代表国家形象的特色文化元素闪耀世界,中药农业的发展功不可没。

(三) 中药生态农业

1. **中药生态农业的概念** 中药生态农业是应用生态学原理和生态经济规律,以确保中药材质量和安全为目标,以社会、经济、生态综合效益为指标,系统结合工程方法和现代科学技术,因地制宜地设计、布局、生产和管理中药农业生产的发展模式。

2. **中药生态农业的特征** 中药生态农业的基本特征是"整体、协调、循环、再生"。具体表现为:追求生态平衡,通常不用化学合成的肥料、农药及生长调节剂,减少对生态环境的负面影响;通过设计形成内部组成与结构较复杂的自我维持系统,有较强的自我调节和抗外界干扰能力;合理利用自然资源,重视综合收益,注重农、林、牧、副、渔全面发展;强调间作、套作、轮作等栽培模式,重视农副产品的循环利用,坚持减少废弃物输出;实现农业系统的可持续发展。

中药生态农业的独特性:第一,中药材独特的药物属性要求中药生态农业过程管控应以药效的积累为核心。第二,符合药用植物原生生境的自然环境是开展中药生态农业的理想场所。第三,中药生态农业具有无可比拟的市场竞争优势。多数中药材的产地和市场都在中国,其生产、加工及使用的理论、方法、技术基本掌握在我国劳动人民手中,由国际市场带来的竞争压力基本不存在。

3. **中药生态农业的发展历程** "中药资源生态学"的概念在2004年被首次提出,它指出中药资源生态研究应关注植物体内次生代谢产物的组成及含量与环境的关系。2006年,科技部首次立项支持多家单位联合开展科技课题"中药材生产立地条件与土壤微生态环境修复技术的研究与应用"。2015年后,我国学者多次撰文提出中药生态农业的概念、模式,指出中药生态农业是中药农业的必由之路。2017年,科技部立项支持"中药材生态种植技术研究与应用"项目。2018年,第二届全国中药资源大会提出了"不向农田抢地,不与草虫为敌,不惧山高林密,不负山青水绿"的中药生态农业"四不宣言",指明了未来中药生态农业的前进路径和愿景。同年,黄璐琦院士提出中药材生产"八化发展",强调了中药"种植生态化"。2019年,"推行中药材生态种植"被写入《中共中央国务院关于促进中医药传承创新发展的意见》,这表明中药生态农业已成为我国中药农业的国家战略。近年来,中药农业获得飞速发展,表明其顺应时代发展的历史潮流,更体现了党中央对中药材质量和安全的高度重视。

二、中药工业

(一) 概念

中药工业是指对天然矿物药材进行开采,对人工种植或养殖的动植物药材进行采收,继而通过加工炮制使其达到中药饮片生产、临床处方调剂或中成药制造质量标准的产业化活动。在我国,中药工业主要包括中药饮片加工、中成药生产和中药提取等,根据《国民经济行业分类》(2017),中药饮片加工与中成药生产属于医药制造业,是中药工业的主体环节。

(二) 基本特点

1. **技术密集** 天然药物有效成分的发现和提取促进了人类医药学的发展。然而,天然药物总是受自然条件的限制,有些化合物在动植物体内含量很少,分离提纯困难、繁琐、成本高。克隆技术、基因工程、蛋白质工程等技术给生物制药行业的发展带来更大的契机,对医药工业产生了深刻的影响,使许多疑难病症得到有效治疗。

2. **创制成本高** 新药研发涉及化学、化工、生物学、实验动物学、药理学、毒理学、组织学、药剂学、临床医学以及法规、市场营销学等,这些内容要按照先后次序接力式或交叉进行,工作量大、周期长,因此新药研发是一项庞大复杂的系统工程。一种新药从开发到上市需要10年左右的时间,但成功率只有万分之一,创制成本约需数亿美元。

3. **发展迅速** 中药工业是一个具有巨大社会效益和经济效益的产业。药品生产的发展速度往往高于其他许多产品的增长速度。

4. **原料市场份额占比大** 我国的化学原料药在国际市场上具有较强的竞争力,其生产能力和总产量位居世界前列,在世界化学原料药市场占有较大份额。

(三) 中药工业发展历程

1985年,我国正式实施《中华人民共和国药品管理法》,这为中药工业的发展提供了强有力的制度保证,中成药的生产进入了黄金发展期。

我国第一代中药制药技术始于20世纪70年代,以水煮醇沉等工艺的机械化和半机械化实现为特征,称为"中药工业1.0";20世纪90年代出现了第二代中药制药技术,以中药制药设备的"管道化、自动化和半自动化"为技术特征,称为"中药工业2.0";21世纪,"中药工业3.0"即运用高新技术改造中药传统制造方式,重视发展中药制药工程技术,努力实现中药工业数字化、网络化、自动化及智能化等技术突破,提高产品质量及资源利用度并降低物耗(即提质增效),引导中药制造业步上先进产业台阶。"中药工业4.0"阶段目标是大力发展数字制药技术,打造数字化中药先进制造平台,并推动中药工业从数字制药迈向智慧制药时代。

三、中药制药装备产业

(一) 概念

中药制药装备产业(又称中药制药专用设备制造业)是指用于化学原料药、药剂、中药饮片和中成药专用生产设备制造的行业。中药制药装备主要包括中药材前处理设备(产地加工设备、中药材前处理联动线等)、中药饮片加工炮制设备(洗药机、烘干机、炒药机、炙药锅、蒸药锅、煅药炉等)、中药汤剂煎煮设备、中药制剂生产成套设备(提取设备、分离设备、浓缩干燥设备、制剂生产包装设备等)。

中药制药装备产业作为中药产业的重要组成部分,是保障中药饮片及中成药生产质量、防止生产差错及污染的关键环节,对中药饮片、中成药的质量和安全起决定性作用。中药制药装备产业的高质量发展对我国中医药产业发展的具有重要意义。在一定程度上,中药制药装备的发展状况和水平影响着整个中药产业的发展,是事关中医药产业发展的重要环节,也是决定我国中药制药装备制造水平的重要因素。

(二) 中药装备业存在的问题

1. **中药材产地加工及饮片炮制设备落后** 一方面,中药材产地加工设备落后,自动化水平低,缺乏对现代自动化设备的应用,有些中药材产地的加工技术甚至还停留在手工和半手工阶段,亟待研发新型产地加工设备,特别是联动线设备,以实现联合作业,提高生产效率,确保产品质量;另一方面,中药饮片炮制设备智能化水平低,大多数为单机设备,缺乏对现代信息技术和控制技术的应用,无法实现生产过程监控,亟待研发新型智能化中药炮制设备和开发信息化管理系统,规范中药饮片生产流程。

2. **中成药生产设备能耗高、效率低** 中药提取过程的加热、煎、煮工艺,能耗高、耗水量大;中药提取液浓缩过程主要使用单效或者多效浓缩器,存在药液浓缩时间长、能耗较高、生产效率低等缺点;干燥过程使用的减压干燥箱等设备能耗大、热效率较低,且干燥时间长。灭菌过程常用的蒸汽灭菌柜,需要消耗大量的蒸汽,且不能连续批量生产,严重阻碍了生产效率的提高。

3. **中药制药装备智能化水平较低** 提高中药制药装备自动化程度,不仅能有效地控制药品质量,还能降低生产成本、提高生产效率。当前的中药制药过程,由于工艺复杂,许多环节需要人类感官参与评价,建立中药生产过程中的信息采集和反馈机制难度较大,从而使中药制药装备智能化发展缓慢。

4. **中药制药装备标准化程度低** 中药制药装备的标准化是保证中药质量稳定的重要基础,也是逐步提升中药制药装备制造水平的关键。现有的中药制药装备多为非标准化设备,产品质量参差不齐,性能差异较大。如不同厂家生产的同一种炒药设备,其炒制工艺参数差异较大,因此会对药品质量产生一定影响。因此,加快推进中药制药装备标准化,有助于促进我国中药制药装备产业的发展,保证中药产品质量稳定可控。

5. **中药制药工艺与装备基础研究薄弱** 中药制药装备研发设计往往依据经验数据,缺乏对科学的计算模型和生产工艺参数等内容的基础研究,从而使得制药装备产品性能与制药企业的需求不相契合,增加成本的同时也造成了能源浪费。因此,深入开展中药生产过程工艺参数与化学成分、疗效和毒性之间的关系研究,有助于研发新型智能化中药制药装备。

(三) 中药制药装备的发展历程

20世纪70—80年代,中药生产方式主要是手工作坊式,剂型也局限于丸、散、膏、汤等传统剂型。1973年,国务院批转国家计委、商业部《关于改进中成药质量的报告》,要求各省、市、自治区加强对中成药质量工作的领导,积极改善设备,使中成药的生产逐步实现机械化、半机械化。20世纪80年代初,中药行业逐渐吸收现代医药管理理念,中成药生产采用现代工艺、借鉴西药剂型,同时中药机械设备的研制与推广应用也迅速展开。因此,中药生产企业由前店后坊小规模手工生产快速向工业化过渡。20世纪90年代后期,国家医药主管部门提出了"中药现代化"的概念。1996年,在全国卫生工作会议上,中共中央 国务院明确提出了"实现中药与中药生产现代化"的目标,中药现代化上升到国家产业的高度,国内相关企业迎来良好的发展时机,出现了以楚天科技、新华医疗等为代表的龙头企业,并逐步打破全球行业巨头垄断的产业局面。随着《中国制造2025》《中医药发展战略规划纲要(2016—2030年)》《"健康中国2030"规划纲要》等政策的发布,智能制造、绿色制造正逐步成为未来世界制造业发展的必然要求和产业发展的制高点。

四、中药商业

(一) 概念

中药商业是指涉及中药材、饮片、中成药、保健品等市场供应和原料采购的经济活动。医疗机构、药店、中医馆、养生馆等销售终端是中药产业链的下游环节,负责药品在市场上的流通,包括购进、销售、调拨、储运等经营活动,实现药品从生产领域到消费领域的转移。

(二) 中药产业的商业模式

1. **传统模式**　以中药材市场为核心,包括中药材的种植、采摘、加工、运输、批发等全方位的服务。而中药材市场作为中药产业的物流分配中心,构成了中药商业发展的基础环境。

2. **经销商模式**　是相对独立的中药经销商通过自身渠道和资源拓展对中成药制剂进行代理和销售的一种商业模式,其主要的优势在于经销商可以灵活单独开发特定市场、充分发掘特定消费群体的潜力,并以此实现利润的提升。

3. **O2O模式**　随着互联网技术的持续发展,O2O模式成为一种比较新颖的中药业务模式。O2O模式通过线上平台的建立,为消费者提供包括疾病问诊、中药购买、配送等服务,消费者不必前往药店,通过线上途径即可购药,大大提升了便利性和购买体验。

(三) 中药商业的发展历程

1. **中药商业的起源与早期发展**　中药作为商品在市场上进行交换,已有几千年的历史了。《后汉书》记载了韦彪、张楷等著名的采药、卖药人。宋代,中药商业已相当发达,出现了官营和民营两种形式。公元1076年,北宋太医局在东京开封府设卖药所,又称"熟药所",主要负责制造成药和出售中药。公元1103年将制造成药的业务从卖药所分离出来,建立了两所"修合药所",公元1114年卖药所被改称"惠民局",修合药所被改称"和济局"。南宋时期,有正式牌号的民营药铺就有20余家,并有生药铺和熟药铺之分,这一时期还出现了全国性药材交易市场——"川广生药市",这些经营厂所的出现说明中药商业活动在当时已有明显分工,出现了经营川广道地药材的批发商业。

2. **明、清至近代中药商业的繁荣**　明、清时代,中药商业持续发展,继河北的祁州(今河北省安国市)之后,河南的百泉、江西的樟树、湖南的湘潭先后发展成为全国闻名的中药材交易市场。中药商业的商品流通渠道,在经历漫长的庙会、赶集等传统交易形式后,随着交通的发展和市场的繁荣,到抗日战争时期,基本形成了以安国、樟树、禹州、亳州、汉口、成都为核心的六大中药材集散市场。这一时期中药材商品的经营也方式多样,如药行批发、货栈储运等,药铺也按规模分为大户、中户和小户。

3. **新中国成立后中药商业的现代化发展**　1949年10月1日新中国成立后,我国中药商业也揭开了新的历史篇章。自1952年起,药材由供销社系统经营,很多药店重整旧业,新药店(堂)应运而生。1956年1月起,原由供销合作总社领导经营的中药材业务划归商业部领导,并成立中国药材公司,全国医药商业基本实行了联营、公私合营。至此,中药由个体经营发展为社会主义集体经营,结束了几千年来中药自由经营的状态。1979年,原商业部所属的医药和中药材业务及机构划归国家医药管理局领导,对医药的产、供、销实行统一管理,并成立了中国药材公司。1992年8月,国家中医药管理局和河南省人民政府决定联合兴建国家级的中国郑州中药批发市场,使中药材交易走上了规范化的发展道路。国家中医药管理局会同外经贸部、海关总署、国家进出口商品检验局于1996年4月联合发布了《关于实行出口中药质量注册和检验放开制度的通知》,对中药国际贸易的开展提供了制度保证。随着互联网的发展,中药交易已进入网络时代,为中药商品经济的发展增添了新的活力。

未来,实现中药产业高质量发展应该从三个维度进行顶层布局,即传统中药产业、现代中药产业、未来中药产业。按照新质生产力的要求,要改造提升传统中药产业、培育壮大现代中药产业、布局建设未来中药产业。因此,我们要大力发展中医养生保健服务,加快服务体系建设,提升服务能力,发展中医药健康养老和中医药健康旅游服务;全面提升中药产业发展水平,加强中药资源保护利用,推进中药材规范化种植养殖,促进中药工业转型升级,构建现代中药材流通体系;大力弘扬中医药文化,繁荣发展中医药文化,发展中医药文化产业;积极推动中医药海外发展,加强中医药对外交流合作,扩大中医药国际贸易。

第二节　化学药产业

化学药产业作为现代医药工业的重要组成部分,其发展历程可以追溯到19世纪初。随着科学技术的进步,特别是化学和生物学领域的突破性进展,化学药产业逐渐兴起并不断发展壮大。

一、化学药产业的发展历程

(一) 起源与早期发展

19世纪初,科学家们开始从传统的药用植物中分离出纯化学成分,如那可丁(1803年)、吗啡(1805年)、奎宁(1820年)等。这些有效成分的分离为化学药品的发展奠定了基础,标志着化学药产业的初步形成。

19世纪中后期,化学合成药物开始大量涌现,如麻醉药乙醚(1842年)、外科消毒药石炭酸(1865年)、解热镇痛药阿司匹林(1889年)等。这些药物的研发和应用推动了化学药产业的发展,同时也为现代医学的进步提供了有力支持。

(二)工业化与规模化生产

随着化学工业的发展,化学药产业也逐渐实现了工业化与规模化生产。20世纪初,化学制药工业初具雏形,大量化学制药企业应运而生,并开始大规模地生产各种化学药品。这一时期,一些重要的化学药品相继被发现并投入生产,如磺胺药、青霉素等。磺胺药的发明是化学治疗的一大里程碑,它使人类有了对付细菌感染的有效武器,青霉素的发现更是开启了抗生素时代,为各种感染性疾病的治疗提供了强有力的支持。

(三)现代化与技术创新

20世纪后半叶,随着科学技术的不断进步,化学药产业也迎来了新的发展机遇。化学制药企业开始注重技术创新和产品研发,通过不断推出新的化学药品来满足市场需求。同时,随着制剂学的不断发展,药物制剂技术也得到了显著提升,各种新型药物制剂被成功研发并实现商业化,如缓控释制剂、脂质体、微球等。

随着生物技术的兴起,化学制药产业也开始与生物技术相结合,形成了化学制药与生物制药并重的局面。通过基因工程、细胞培养等生物技术手段,科学家们更加高效地获取药物有效成分,从而开发出更多具有创新性和竞争力的化学药品。

不同于传统周期性行业,面对人类对生活品质的高质量追求,现代医药产业的发展没有止境,也不存在市场天花板。针对现有疾病及未来可能产生的新疾病、新病毒,现代药物研究需要攻克的难关还很多。因此,与人类生命健康息息相关的性质决定了现代医药产业一直属于热门产业。

二、化学药产业的研究现状

(一)药物研发

药物研发是化学药产业的核心领域之一。当前,化学制药企业正不断加大研发投入,致力于开发具有创新性和竞争力的新药。新药研发主要包括以下几个环节:药物发现、临床前研究、临床试验和上市申请。

在药物发现阶段,科学家们通过高通量筛选、计算机辅助药物设计等手段,从大量化合物中筛选出具有潜在药用价值的候选药物。进入临床前研究阶段,研究者们对候选药物进行药理学、毒理学等研究,评估其安全性和有效性。如果候选药物在临床前研究中表现出良好的安全性和有效性,该候选药物将进入临床试验阶段。临床试验分为Ⅰ期、Ⅱ期和Ⅲ期,该环节通过逐步扩大受试人群规模,进一步评估药物的安全性和有效性。最后,在临床试验中表现出良好的疗效和安全性的药物将提交上市申请。

(二)制剂技术

制剂技术是化学药产业的重要组成部分。狭义上讲,制剂技术是指通过一定的方式制备药物成品的过程。当前,制剂技术不断创新和发展,为药物研发和生产提供了有力支持。现代制剂技术包括缓控释、脂质体、微球等新型制剂技术,这些技术可以显著改善药物的生物利用度和药效,提高患者的治疗效果和依从性。

缓控释制剂是一种能够控制药物释放速率的制剂技术,这种技术可以使药物在体内保持较长时间的稳定浓度,从而减少给药次数和药物副作用。脂质体和微球等新型制剂技术则可以将药物包裹在载体中,通过改变载体的性质来改善药物的靶向性和稳定性。这些新型制剂技术的应用不仅可以提高药物的疗效和安全性,还可以降低生产成本、减少环境污染。

（三）原料药生产

原料药作为药品的活性成分，可以是单一物质，也可以是混合物。原料药中，有机合成药的品种、产量及产值所占比例最大，是化学制药工业的主要支柱。当前，原料药生产正朝着规模化、集约化和绿色化的方向发展。原料药生产企业通过引进先进技术和设备，优化生产工艺和流程，不断提高生产效率和产品质量。同时，原料药生产企业还积极践行环保理念并推动可持续发展，通过环保材料和绿色生产工艺降低生产过程中的环境污染和资源损耗。

随着国际原料药产业的逐步转移，中国已成为世界原料药生产大国之一。中国原料药生产企业凭借成本优势和技术创新，在国际市场上占据了重要地位。未来，中国原料药生产企业需要继续加大研发投入和技术创新力度，进一步提高产品附加值和市场竞争力。

（四）药用辅料

在药品生产和处方调配的过程中，除原料药、活性成分以外，通常还需要添加赋形剂和附加剂等药物辅料。这些辅料除了充当载体、赋形、提高稳定性等作用外，还具有增溶、助溶、缓控释等重要功能。此外，药用辅料还可以提高药物的疗效、降低不良反应、改善口感，其质量的可靠性和多样性是保证剂型和制剂先进性的基础。

根据药用辅料在制剂中发挥的功能，可将其分为稀释剂、黏合剂等数十种类型。2023年，国家药品监督管理局和国家卫生健康委员会针对功能性相关指标、安全性指标、绿色环保标准等内容对《中国药典》中药用辅料进行了新增和修订，旨在保障公众用药安全，推动行业发展，进一步加强我国药用辅料标准体系顶层设计。

（五）仿制药

仿制药历史可追溯到20世纪20年代，最早被仿制的药品是拜耳公司的阿司匹林。仿制药与商品名药（原研药）在剂量、安全性、有效性、给药途径以及适应证上相同。但仿制药在研发时间、经济投入、市场价格等方面表现出明显的优势，显著减轻了用药患者的经济负担。随着科学技术的发展和法律政策的完善，仿制药产业已逐渐发展成为一个规范化、专业化和国际化的行业。药物专利是保护药品知识产权的重要途径，它包括药品产品专利、药品制备工艺专利、药物用途专利等。药物专利的保护期限一般为20年，专利到期后，其他公司便可向药品监督管理局申请，批准其仿制、销售该药品。

三、化学药产业对人类的贡献

化学药产业，是现代医药工业的核心支柱之一。该产业自兴起以来，凭借其独特的科学魅力与实际应用价值，对人类健康和社会进步产生了深远的影响。从治疗感染性疾病的抗生素，到缓解慢性病的创新药物，化学药产业不仅延长了人类的寿命，提高了生活质量，还推动了医学科学的进步和全球卫生事业的发展。

（一）拯救生命，控制疾病传播

在化学药产业的发展历史进程中，抗生素的发现无疑是最为辉煌的篇章之一。自青霉素等抗生素问世以来，化学药物在感染性疾病的治疗中迅速普及，通过抑制细菌、真菌等病原微生物的增殖，大幅降低相关疾病的死亡率。尤其是在第二次世界大战期间，抗生素的大规模使用挽救了无数伤兵的生命，为战争的胜利作出了重要贡献。此后，随着抗生素种类的不断增多和疗效的不断提升,结核病、霍乱、伤寒等多种传染病得到了控制,有效保障了全球公共卫生安全。

此外,化学药产业还积极投身于抗病毒药物的研发,为应对艾滋病、流感、新冠感染等病毒性疾病提供了有力支持。这些抗病毒药物通过抑制病毒复制、增强机体免疫功能等途径,有效降低了病毒性疾病的发病率和死亡率,为全球公共卫生事业作出了重要贡献。

(二)提高生活质量,延长人类寿命

随着人口老龄化的加剧和慢性病发病率的上升,化学药产业在改善人类生活质量、延长人类寿命方面发挥着越来越重要的作用。化学药物在治疗心血管疾病、糖尿病、癌症等慢性病方面取得了显著成效,不仅提高了患者的生存率,还改善了他们的生活质量。例如,降压药、降糖药等化学药物的应用,有效控制了高血压、糖尿病等慢性病的病情进展,减少了并发症的发生;而抗癌药物的不断创新和发展,则为癌症患者带来了新的治疗希望和生存机会。

此外,化学药产业还积极推动药物研发向个性化、精准化方向发展。通过基因测序、生物标志物检测等手段,科学家们能够更准确地了解患者的疾病类型和病情进展,从而制定更加个性化的治疗方案。这种精准医疗模式的出现,不仅提高了治疗效果,还减少了药物副作用和不必要的医疗支出,进一步提升了人类的生活质量。

(三)推动医学科学进步,促进全球卫生事业发展

化学药产业的发展离不开医学科学的进步和支持。同时,化学药产业的不断壮大也为医学科学的发展提供了强大的动力。通过药物研发、临床试验等过程,科学家们能够更深入地了解疾病的发病机制和药物的作用机制,从而推动医学科学不断进步。此外,化学药产业还通过与生物技术、信息技术等领域的交叉融合,促进医学科学的跨学科发展。

在全球卫生事业方面,化学药产业也发挥着重要作用。通过与国际组织、非政府组织等机构的合作与交流,跨国制药企业能够将先进的药物和医疗技术引入发展中国家和地区,帮助这些地区提高医疗水平。同时,化学药产业还积极参与全球卫生应急响应工作,为应对突发公共卫生事件提供有力支持。

(四)促进国际交流与合作,助力健康中国战略实施

化学药产业的国际化程度较高,国际间的交流与合作频繁。通过参与国际市场竞争、加强与国际组织和非政府组织的合作与交流,化学药产业不仅提升了自身的国际竞争力和影响力,还促进了国际间的科技合作与人文交流。这种交流与合作有助于推动全球卫生事业的发展,推动构建人类命运共同体。

随着我国"健康中国"战略的深入实施,化学药产业作为医药工业的重要组成部分,将发挥更加重要的作用。通过加强药物研发、提高药品质量、优化药品供应体系等措施,化学药产业将为人民群众提供更加安全、有效、便捷的医疗服务。同时,化学药产业还将积极参与医疗卫生体制改革和公共卫生体系建设等工作,为"健康中国"战略的实施贡献自己的力量。

四、化学药产业的未来展望

21世纪,科技日新月异,化学药产业作为医药领域的核心支柱,正面临着前所未有的机遇与挑战。随着全球人口结构的变化、人类健康意识的提升、科学技术的飞速发展以及政策环境的不断优化,化学药产业正步入一个全新的发展阶段。

(一) 技术创新引领产业升级

1. **精准医疗与个性化治疗** 随着基因组学、蛋白质组学等生物技术的飞速发展,精准医疗已成为化学药产业的一个重要发展方向。通过基因测序、生物标志物检测等手段,医生能够更准确地了解患者的疾病类型和病情进展,从而制定个性化的治疗方案。未来,化学药产业将进一步加大在精准医疗领域的研发投入,开发针对特定基因型或表型的靶向治疗药物,实现疾病的精准诊断和个性化治疗,提高治疗效果并减少药物副作用。

2. **新药研发模式的创新** 传统的新药研发模式存在周期长、成本高、成功率低等问题。为了应对这些挑战,化学药产业正积极探索新药研发模式的创新。一方面,通过人工智能、大数据等先进技术构建药物研发数据库和预测模型,加速药物筛选;另一方面,推动产学研深度融合,加强跨学科合作与交流,促进基础研究与临床应用的紧密结合。此外,随着"开放科学"理念的兴起,越来越多的化学药企业开始与科研机构、高校等共享资源、数据和知识,构建协同创新网络,从而有效推进新药研发进程。

3. **新型药物递送系统的开发** 药物递送系统是决定药物疗效和安全性的关键因素之一。未来,化学药产业将继续致力于新型药物递送系统的开发,以提高药物的生物利用度、减少副作用进而改善患者的生活质量。例如,利用纳米技术、脂质体技术、微球技术等,将药物包裹在载体中并定向输送到病变部位;通过口服制剂的改良和创新,提高药物的稳定性和溶解度。

(二) 市场趋势与机遇

1. **慢性病市场的持续增长** 随着人口老龄化的加剧和人类生活方式的改变,慢性病已成为全球面临的重大公共卫生问题。高血压、糖尿病、心血管疾病等慢性病的发病率居高不下,给社会带来了巨大的经济负担和医疗压力。因此,针对慢性病治疗的药物市场将持续增长。化学药产业将继续加大在慢性病治疗领域的研发投入,开发更加安全、有效、便捷的治疗药物。

2. **新兴市场的崛起** 随着全球经济的不断发展和医疗水平的提高,如亚洲、非洲等地区的医药市场需求日益增长。这些地区的人口基数大、医疗资源相对匮乏,为化学药产业提供了广阔的发展空间。未来,化学药产业将积极拓展这些地区的市场业务,加强与当地政府和医疗机构的合作与交流,推动药品注册、生产、销售等环节的本地化进程。

3. **互联网+医疗的兴起** 随着互联网技术的普及和应用范围的扩大,"互联网+医疗"模式正逐渐改变传统的医疗服务模式。未来,化学药产业将通过构建医疗数字化平台,优化药品流通体系,在提升患者用药体验的同时建立新型医患沟通机制。例如,通过在线药房、电子处方等方式简化购药流程;利用远程医疗、智能穿戴设备等实现疾病的远程监测和管理。

(三) 政策环境与监管趋势

1. **药品审评审批制度的改革** 为了鼓励创新、提高药品质量和安全,加快新药上市速度,各国政府纷纷对药品审评审批制度进行了改革。例如,中国实施了药品上市许可持有人(Marketing Authorization Holder,MAH)制度和优先审评审批政策;美国则通过《处方药用户付费法案》(The Prescription Drug User Fee Act,PDUFA)等制度提高了药品审评审批的效率和透明度。未来,随着全球药品审评审批制度的不断完善和优化,化学药产业将拥有更加公平、透明、高效的监管环境。

2. **知识产权保护力度的加强** 知识产权是化学药产业的核心竞争力之一。为了保护企业的创新成果和知识产权免受侵犯,激励企业持续创新投入,各国政府纷纷加强了对知识产权的保护力度。例如,通过完善相关法律法规、加大执法力度和宣传力度等手段提高全社会对知识产权的重视程度;通过设立专项基金、提供税收优惠等方式支持企业的创新活动。未来,随着知识产权保护力度的不断加强,化学药产业将拥有更加稳定、可持续的创新环境和发展前景。

3. **环保与可持续发展政策的推动** 随着全球环境问题的日益严峻和可持续发展理念的深入人心,环保与可持续发展目标已成为各国政府制定政策的重要考量因素之一。对于化学药产业而言,环保与可持续发展不仅是社会责任的体现也是行业发展的必然趋势。未来,各国政府将继续加强对化学药产业的环保监管力度并推动其向绿色化、低碳化方向发展;鼓励企业采用环保技术和工艺降低生产过程中的能耗和排放,并在此基础上加强废弃物的处理以及回收利用工作。

第三节 生物医药产业

生物产业是我国政府确定的七大战略性新兴产业之一,而生物医药产业位居生物产业之首。伴随着依赖生物医药治疗的疾病发病率的快速上升,中国对生物药品的潜在需求也与日俱增。生物医药产业的发展将有助于中国在各类疾病治疗领域实现突破创新,弥补大量尚未满足的医疗需求空缺。因此,中国生物医药产业发展的当务之急是要制定切实有效的激励政策,充分挖掘中国医疗市场和科研领域的巨大潜力,为实现突破性原始创新、创造经济效益提供良好的条件。生物医药作为知识最密集和研发密度最高的高新技术产业之一,被公认为21世纪最有前途的主导产业之一,其所产生的高效益使人们看到了现代生物技术对经济和社会发展的巨大作用。很多国家都把生物医药产业作为本国经济的重要增长点,我国在《国家中长期科学和技术发展规划纲要(2006—2020年)》中把生物医药产业确定为前沿和重点发展的产业之一,《国家创新驱动发展战略纲要》则明确提出要全力提升生物医药产业等重点领域的创新能力。生物医药产业作为我国战略性新兴产业,已逐渐发展成为当代最具潜力和活力的产业之一。

一、生物医药产业的概念及特征

(一) 生物技术和生物医药

在人类文明形成之初,就出现了最原始的生物技术。祖先们利用当时有限的条件,在对生物技术缺乏认知的情况下,运用最为传统的生物技术进行生产生活活动。酿酒就是最具有代表性的生产活动之一。酿酒是通过微生物发酵产生含有一定浓度酒精的饮料的活动,据考古学家考证,在黄帝时期便存在酿酒活动。

现代生物技术起步于20世纪70年代,并很快成长为信息技术之后的新兴技术。21世纪以来,由于生物技术的不断创新,生物技术发展进一步加速,形成了以基因技术、新药开发和工业技术应用为代表的现代生物技术。

生物医药产业包含两部分内容,即生物技术产业和医药产业。其中生物技术产业包括基因技术、生物信息技术等,涉及医药、能源等多个领域。生物医药不仅包含制药产业,还包括生物医学工程产业。制药就是将生物技术应用于药品的研发,生物医学工程主要是从工程学的角度出发,对人体结构进行多层次的研究,研发防病、治病等相关领域的人工材料。生物医药是指将生物技术应用于制药产业,进行药品的开发和生产。生物医药产业受到生物技术产业的约束,而且随着生物医药产业的不断发展壮大,生物技术将在生物医药产业中所占的比重越来越高。

(二) 生物医药产业的特征

生物医药产业是 20 世纪 70 年代在生物技术的基础之上逐渐发展起来的,因其高附加值、高技术含量等特性,受到了各发达国家的重视,并得到了政策上的支持。美国、日本、欧洲等国家和地区纷纷将生物医药产业作为下一个经济增长点,生物医药产业的发展进一步加快。经过数十年的发展,生物医药产业已经成为国民经济的重要组成部分,并在社会经济发展中扮演着越来越重要的角色。

学术界对于生物医药产业的定义有广义和狭义之分。广义的生物医药产业指的是生产和使用所有与生物技术有关的药品(包括人用药品、兽药、农药)和医疗器械的组织和企业的集合。狭义的生物医药产业指的是与人相关的生物技术与制药的结合。

广义的生物医药产业和狭义的生物医药产业相比,纵向上都包括了原料采集、产品生产以及产品应用三个步骤。但是在横向上,狭义的生物医药产业仅指与人相关的范围。因此,适用范围的缩小,是广义生物医药产业和狭义的最大区别。

作为我国七大战略性新兴产业之一,生物医药产业有其独特的产业特征。生物医药产业是在生物技术和制药技术基础上发展起来的。发展初期的生物医药产业就有着较高的产业技术门槛,随着生物医药的持续发展,对投资的要求也越来越高。但是高投入随之带来的不仅仅是高的收益,还有对社会的贡献。美日欧等生物技术和制药技术较为发达的国家和地区,及时把握发展机遇,因此具有该产业发展的主动权。由此可以总结出,生物医药产业的四大产业特征:技术密集、资本密集、高收益率以及正外部性。

1. **生物医药产业的技术密集特征**　生物医药产业是技术密集型产业,技术密集型产业又被称为知识密集型产业。发展生物医药产业需要有较强的人才和技术储备。高技术的要求也成为涉足生物医药产业的第一道门槛。一项生物医药产品的产生,背后是复杂的技术研发体系的支撑。生物医药学综合了微生物学、生物学、医学和生物化学等学科,涉及微生物学、化学、生物化学、生物技术、药学等科学的原理和方法,产品用于疾病预防、诊断和治疗。由此可见,生物医药是多学科、多产业相互交叉渗透的产业。

2. **生物医药产业的资本密集特征**　生物医药产业与其他产业相比,需要更大规模的投入。其中资金投入的绝大部分用在了生物医药的研发阶段,包括研发人员的费用、研发设备的采购费用、新技术的引进与消化费用等。一个生物医药研究项目的平均费用高达 1 亿～3 亿美元。

3. **生物医药产业的高回报率特征**　一般来说,新的生物医药产品,投入市场 2～3 年就会收回全部的研发成本。因为生物医药产业具有明显的知识产权保护特性,凡是专有的技术都会得到法律的保护,而这些专有的技术所带来的都是大量的垄断利润。当然,生物医药产业的高回报率是建立在前期大量的人力、物力、财力的基础之上,因此对于一般的国家或者企业来说,高额的前期投入成为阻挡他们进入生物医药产业门槛。

(三) 生物医药产业的特殊性

1. **生物医药产业的安全性**　随着生物技术的不断发展,现代生物技术已经超越自然力量,能在一定程度上对生命活动进行干预或调控。现代生物技术对人体安全性的威胁主要有以下几个方面:第一,转基因食品对人体安全性的威胁;第二,人畜细胞核移植对人体安全性的威胁;第三,异种器官移植、干细胞对人体安全性的威胁。例如,长生生物"狂犬病疫苗造假"事件引发了社会对生物技术安全性的思考,也加大了对生物医药安全性的重视。由于生物医药产业蕴含巨大的商机,很多企业在利益的驱使下纷纷投入生物医药行业,但在生物医药安全保障上,国家还没有完善的法律法规,对生物制品和技术研发的监管还存在一定缺陷。

2. 生物医药产业的道德伦理性　生物技术的发展给人类带来的不仅仅是惊喜,还有忧虑,并且引发了社会对道德伦理问题的争论。克隆技术是生物技术领域的一项重大技术突破,但也对道德伦理产生了极大的冲击。将克隆技术应用在人身上,会改变传统的生育方式。自古以来,人类都采用有性繁殖的方式,无性繁殖被认为是一种倒退,不被人类所接受。同时,干细胞研究中,也涉及道德伦理问题。干细胞制备过程涉及人类的卵子、胚胎及克隆技术,卵子和胚胎是生命的起源,在很多国家被视为活着的婴儿,因此利用胚胎分化形成人的器官并进行实验研究是违背伦理道德的。生物技术与道德伦理之间的冲突,也是生物医药产业的特殊性。

二、生物医药产业发展的现状

生物医药产业蕴含着巨大经济效益和社会效益,是具有广阔发展前景的新兴产业,生物医药产业影响着世界人口、健康、粮食、环境、能源和海洋等众多关系人类生存的问题。21世纪以来,尽管全球经济增长缓慢,但生物医药产业仍保持高速增长,成为发展最快的高新技术产业之一。人类对于长寿、健康的追求是无止境的,因而生物医药产业被称为永远的朝阳产业。

受生物技术的迅猛发展、医药消费结构的变化等因素的影响,生物技术药物越来越受到大型制药公司的青睐。在战略布局方面,各国高度重视生物医药重点领域研发,从政策制定、研发计划部署、经费投入、研发设施建设等方面加强配置。在重点领域研发方面,以疫苗、细胞治疗、抗体工程药物、基因治疗等为代表的一批前沿领域研发持续推进。在产业发展方面,新产品与新产业蓬勃发展,全球生物制药产业高度聚集,以美国、日本、欧盟为代表的发达国家和地区是生物医药产品研发的主力军。尽管目前发达国家和地区主导着全球生物医药市场,但由于新兴国家市场的快速增长,未来全球生物医药市场格局也将出现新的变化。

生物医药产业是世界各国高度关注的重要产业。美国、日本、欧洲等国家和地区纷纷将生物医药产业作为下一个新的经济增长点。日本甚至提出生物医药立国的理念。美国是生物医药产业最为发达的国家,不论是研发技术水平还是研发效能都处于世界领先地位。

我国生物医药产业起步较晚,但随着生物医药产业在世界范围内影响程度的加深,我国也越来越重视生物医药产业的发展。我国最早在863计划中将生物技术列为重点发展技术;"十一五"期间,我国提出"以生物和医药技术为重点";"十二五"规划又将生物医药产业列为七大战略性新兴产业之一;"十三五"期间,形成了"提升生物技术原创性水平""打造生物技术创新平台""强化生物技术产业化"三大具体指标体系。目前,我国生物医药产业基础研究取得重大原创性成果,突破了一批核心关键技术,完善了生物技术标准体系,培育了一批具有重大创新能力的企业,我国基本形成较完整的生物技术创新体系,生物技术产业初具规模,国际竞争力大幅提升。

(一) 我国生物医药发展历程

近年来,随着科技创新体系的不断完善,我国生物技术研发能力快速提升,创新成果不断涌现,基础研究、技术创新、产业发展等方面均取得了重大成果,部分领域已接近或达到世界先进水平。我国已迎来生物医药领域从跟跑向并跑、领跑转变的重要机遇期。

1. **逐步重视阶段** 2010—2015年,我国首次从国家宏观层面关注和重视生物医药产业发展。《"十二五"国民经济和社会发展规划纲要》提出要大力培育和发展战略性新兴产业。《"十二五"产业技术创新规划》研判了我国生物医药产业技术创新所面临的机遇和挑战,部署了生物医药产业发展的重点任务。《国家中长期科学和技术发展规划纲要(2006—2020)》把生物技术列为五大科技发展战略重点之一。《国家中长期生物技术人才发展规划(2010—2020年)》提出了我国生物技术领域人才发展的总体目标。2015年,十八届五中全会首次提出,将"健康中国"上升为国家战略。与此同时,生物医药相关各项法律法规、政策制度及改革方案都在全面推进落实,我国正在经历着从"医药大国"到"医药强国"的转变。

2. **大力推动阶段** 2016—2021年,这一时期我国集中发布了大量生物医药研发和产业转型升级的相关政策,党和国家主要领导人多次就生物技术及其产业发展做出重要指示。习近平总书记在2016年全国科技创新大会上指出:"实现中华民族伟大复兴的中国梦,必须坚持走中国特色自主创新道路,面向世界科技前沿、面向经济主战场、面向国家重大需求,加快各领域如信息技术、生物技术、新能源等科技创新,掌握全球科技竞争先机。"同年,我国发布《国家创新驱动发展战略纲要》和《"十三五"国家科技创新规划》,为生物领域科技创新与产业发展指明了方向。2016年,全国卫生健康科技创新工作会议首次提出要将科技创新放在卫生与健康事业发展核心位置。同年,国家出台了《产业技术创新发展规划(2016—2020)》和《"十三五"医药工业发展规划指南》等多项规划,都提出了要重点支持生物医药产业发展。2017年,科技部联合国务院各相关部门出台了《"十三五"生物技术科技创新专项规划》《"十三五"健康产业科技创新专项规划》和《"十三五"国家基础研究专项规划》等,明确了未来五年的生物医药领域发展的重点任务。2019年,全国社会发展科技创新工作会议提出,要把生物技术作为基盘技术摆在国家科技发展全局的核心位置,形成社会发展科技体系1(生物技术)+N(科技支撑美丽中国、健康中国、平安中国、海洋强国等)建设的战略布局。2020年9月,习近平总书记以前瞻视野和战略智慧将"面向人民生命健康"作为引领国家科技事业发展的新指针,使科技事业发展指导思想实现了从"三个面向"到"四个面向"的跨越,即"面向世界科技前沿、面向经济主战场、面向国家重大需求、面向人民生命健康"。2020年,《国民经济和社会发展第十四个五年规划和2035年远景目标纲要》发布,其中将"生物技术"列为九大战略性新兴产业之一,并提出组建生物医药等六大领域国家实验室的计划。

(二) 我国生物医药产业区域分布

根据产业生命周期理论,生物医药产业的发展大致可以划分为四个阶段,即初始阶段、增长阶段、洗牌阶段、成熟阶段。总体来看,我国的生物医药产业发展已经进入增长阶段,主要体现为市场高速增长、竞争逐渐加剧、产品成熟并呈现扩大化、出现更多的细分市场等。

我国有六大生物医药产业重点发展基地,分别是北京、上海、泰州、武汉、深圳以及长春。

1. **北京** 北京国家生物医药产业基地由中关村生命科学园、北京经济技术开发区和中关村大兴生物医药基地三个核心区构成。

2. **上海** 根据上海国家生物医药产业基地规划的目标要求,在浦东张江-周康、闵行和徐汇建设生物医药研发、临床服务外包和产业基地依托奉贤、金山、青浦相关工业园区建设生物医药产业基地。

3. **泰州** 国家唯一的医药高新区。泰州医药高新区是生物医药基地的核心区域,总体规划面积为 30 km²,由科研开发区、生产制造区、会展交易区、康健医疗区、教育教学区综合配套区六大功能区组成。

4. **武汉** 又称光谷生物城,位于武汉东湖国家自主创新示范区,已建成生物创新园、生物医药园、生物农业园、医疗器械园、医学健康园和智慧健康园。

5. **深圳** 深圳国家医药产业基地位于深圳市坪山区,是国家发展改革委员会批准认定的首批三个国家产业基地之一,规划面积3.29平方千米。该基地是国内市场化程度最高、功能设施最齐全的高新技术和成果转化基地之一。

6. **长春** 长春国家生物医药产业基地集中在长春高新区、经开区两大国家级开发区,目前为亚洲最大的疫苗和基因药物生产基地。

我国生物医药企业主要分布在北京、上海、广东、浙江和江苏的沿海城市。这些城市与国际联系紧密,且经济实力雄厚;西藏、内蒙古、甘肃等内陆省区地广人稀,经济基础较差,产业体系不完善,人才储备匮乏,难以维系生物医药这种高投入、高技术的产业发展,因此生物医药企业分布较少。区域维度方面,我国华东地区生物医药企业最多,与华北、华南和西南共同属于生物医药产业第一梯队,华中和东北属于第二梯队,西北是第三梯队。总体而言,我国生物医药企业分布呈现总体分散、局部集中的状态。

(三) 我国生物医药产业发展特点

我国生物医药产业近年来发展迅速,已成为全球医药市场的重要参与者,但在技术创新、产业链完整性和国际竞争力方面仍面临挑战。

1. **生物医药产业基础薄弱** 技术创新是生物医药产业发展的核心,鼓励创新,重视生物医药成果产业化,增强生物医药技术的自主创新能力,是生物医药产业发展的关键所在。虽然我国在一些领域取得了一定的成果,但整体上与美国等一些高水平国家仍有较大的差距,生物制药的基础研究相对薄弱。高校和科研机构在生物制药领域的研究水平和创新能力有待提高,缺乏具有国际影响力的研究成果。在人才储备方面,虽然中国的高校培养了大量的生物相关专业的学生,但由于国内的科研环境、待遇等因素的影响,部分优秀人才选择到国外发展,导致国内人才流失严重。同时,国内企业在吸引和留住高端人才方面也面临着较大的挑战,这在一定程度上制约了中国生物医药产业的发展。

2. **创新投入不足** 生物医药产业技术研发经费可分为技术改造经费、技术引进经费、消化吸收经费和购买国内技术经费。技术改造经费支出最大,其次是购买国内技术经费支出、引进技术经费支出、消化吸收经费支出。现阶段,我国技术创新多集中在对国外生物技术的改造上,仿制药生产企业较多,低水平同质化现象严重,自主创新环节薄弱。此外,生物医药产业具有高投入、高风险、回报周期长的特点,生物仿制药在短期内能够创造可观的利润,在利润的驱使下,企业对自主创新的重视度不够。与国外大型生物医药企业相比,国内生物医药企业自主创新能力还有待于进一步提高,生物医药产业研发能力有待加强。

我国生物医药产业研发机构的突出问题一方面是总量少,高校所属研发机构、独立研发机构和企业所属研发机构三者难以联系到一起,在一定程度上影响了研发的效率。另一方面是研发的绝对投入少,受限于企业自身规模,绝对量的研发投入相较于国外同类企业还有很大差距。

3. **生物医药企业发展竞争力不强** 近些年,国内生物医药企业虽然发展迅速,但这些企业生产的同类病症的药品有很多种,且质量参差不齐,这导致创新药上市后销售业绩较差,企业很难从中获取利润。生物医药产业在一定程度上是依托于地区资源发展的产业,因此地区间发展会存在差异。但是生物医药产业地区间的发展差异过大,会导致各种资源流向产业发达地区,进而影响产业的发展效率。同时,我国的生物制药产业协同效应尚未充分发挥,企业之间的合作不够紧密,产学研结合也存在一些问题,导致产业的整体效率不高。

此外,我国的生物医院企业规模普遍较小,虽然近几年很多生物医药企业已经走上国际化道路,但由于缺少自主知识产权的产品,仅少数企业在国外开展仿制药品研发和生产,而且这些企业开展此类业务的规模较小,达不到国际化企业的标准。此外我国生物医药企业研发能力、生产能力和市场推广能力相对较弱,产品主要面向国内市场,在国际市场上缺乏竞争力,难以与国际巨头竞争。

第四节 智能制造

智能制造(intelligent manufacturing, IM)是一种由智能机器和人类专家共同组成的人机一体化智能系统,它是在制造过程中利用先进的信息技术和自动化设备对生产系统进行智能化改造,从而实现产品的高效率、高质量生产的生产模式。

智能制药是以信息、科技和管理手段的应用为核心的革新式制药技术,致力于构建更加智能化和标准化的药物生产体系。制药行业属于技术和知识高度密集型行业,智能制造技术的应用有助于制药企业提高生产效率、降低生产成本、改善产品质量。

一、智能制造在制药行业的应用

制药业历史悠久,依托人工智能(artificial intelligence, AI)的特性和功能,制药行业可以大幅度降低生产时间和人工成本。"AI+制药"将制造技术与数字技术、智能技术、网络技术集成应用于设计、生产、管理和服务的全生命周期,优化传统生产流程与方式,实现药品生产过程自动化与智能化,所以被认为是制药业未来发展的方向。

智能制造在制药行业的应用主要分为智能设计、智能生产、智能管理、智能制造服务等。

(一) 智能设计

利用 AI 技术来设计新药,能缩短其发现、设计和研发周期,节省成本,从而显著提升药物研发效率和企业竞争力。

在药物靶点发现和验证方面,AI 通过快速分析和处理大量数据,发现与疾病相关的分子模式,挖掘潜在的药物靶点并提升靶点发现的灵敏度。不仅能加速药物筛选过程,还能提高筛选准确性。

在药物分子设计方面,AI 通过在计算机模拟药物分子的生成过程,能更精确地设计药物分子,从而提高药物设计的效率和成功率。同时,AI 还能模拟不同化合物的结构和活性,帮助开发疗效更好和副作用更低的新药。

此外,AI 技术还能辅助分析临床前数据、优化临床试验设计、精准筛选合适的患者群体、预测试验进展及结果,从而减少实验次数、降低失败率,有效降低新药研发的成本,加快药物从实验室到市场的进程。

(二)智能生产

智能制造技术可以应用于医药生产线上的各个环节,其中一个重要的领域是生产设备的智能化改造和升级。通过改造和升级,可以提高设备的自动化和智能化程度,降低劳动强度和人工操作比例,同时减少制药过程的污染及人工操作带来的误差,切实提高生产效率和生产质量、节约成本。例如,利用智能传感器和机器视觉技术对生产设备进行监控和优化,能够及时发现设备的异常状态并实施维修,有效避免生产线因为设备故障而停工。此外,仓库物流中自动搬运机器人的使用,包装工序中装箱机械手的使用,都能降低作业强度,大大提升作业效率。

制药装备的选择与药品的质量息息相关,通过制药装备和制药工艺的有效融合,能够将信息采集、在线检测、数据反馈等集成一条智能化的制药生产线,从而实现制药过程智能制造。针对部分制药过程相对粗放的问题,智能制造能进一步改善生产的柔性化和自动化水准。生产过程通过智能化系统来判断识别药品的质量变化,并反馈给相应的工艺或设备控制点,以保证生产过程的全程可控。强化生产过程的质量管理,能显著减少药品制造过程的人力、物力和能源消耗,提高制药行业的整体水平。例如,搭建与生产过程控制、生产管理系统互通集成的实时通信与数据平台,能够实现工业化与信息化"两化"的高度融合。

此外,智能制药过程利用优质的传感器来反馈药品生产过程的各种数据变化,而这些数据变化的分析离不开实时在线检测与分析技术的应用。采用先进的在线技术,基本能实现生产过程中质量的监管和在线检测以及全过程质量溯源,从而打造出智能生产线,实现生产规模化、工艺规范化、质量标准化、检测手段现代化。

(三)智能管理

1. **改变企业组织形态,降低劳动成本** 随着智能制造技术的日趋复杂,制药企业的生产组织和管理方式正在发生重大变革。传统车间需要很多操作人员,而高度智能化的生产车间逐步使用机器人来代替人工作业,实现了生产过程的自动化与机械化,从而起到降低生产成本、节约能耗、优化资源配置的作用。国内已建成有全自动化、智能化机器人应用的智能制造联体制剂车间来示范中药保健品的智能制造。还有一些大型中药制药企业的部分生产车间采用全智能化、现代化、无人化的生产和操作,工厂里只有机械手和无人驾驶小车在里面运作。此外,智能制造技术还可以通过优化生产计划和调度,提高生产设备的利用率,提升生产效率和产能。

2. **改进生产流程和供应链** 传统制药行业一直存在能耗高、供应链多样化、环境污染严重等问题。而制药行业近四分之三的排放来自运输和包装等活动,这些活动不受制药企业的直接控制。通过智能技术改进生产流程和优化供应链,能实现生产过程中的环保管理,实现环境保护的可持续性。

(四)智能制造服务

1. **医药外包服务** 通过不断融入更多的制造资源、信息资源和社会资源,催生出新的制造模式,传统医药企业的生产、研发模式悄然发生变化,即通过智能化装备和生产线实现个性化定制生产,从而满足消费者的个性化需求。委托研究机构(contract research organization,CRO)、合同生产组织(contract manufacture organization,CMO)、合同研发生产组织(contract development and

manufacturing organization,CDMO)等服务应运而生,全球制药,尤其是生物制药企业纷纷采用该模式。

CRO指新药研发合同外包服务机构,他们接受药企或生物技术公司委托,提供新药开发时所需的专业服务。国内代表企业有药明康德、康龙化成、泰格医药、皓元医药、美迪西等。国外代表企业有科文斯、爱恩康、百时益等。CMO指新药生产服务机构,他们接受制药公司的委托,提供产品生产时所需要的各种服务。CDMO是在CMO的基础上提供创新药生产时所需要的工艺流程研发及优化、配方开发及试生产服务,并进一步提供定制生产服务。国内代表企业有药明康德、凯莱英、泰格医药、博腾股份等。CDMO较CMO而言,有助于中小型药企以附加值较高的技术输出取代单纯的产能输出。目前,医药外包服务在全球已涵盖医药研发的整个阶段。对于大多数制药公司而言,部分或全部委托CRO公司或CDMO公司是现代专业分工的必然选择,因为这样更专业、更有效、更易成功并且能降低成本。

另外一种模式是AI药物研发企业和IT企业合作的模式。AI药物研发企业主要以医药研发外包形式与传统企业进行合作,在医药数据收集的基础上依托内部训练工具及AI开发工具等进行模型的搭建和训练。而IT企业则通过自建AI药物研发平台、提供算力或计算框架服务等方式参与AI药物研发。两者合作,通过计算机辅助药物设计/人工智能辅助药物设计(CADD/AIDD)技术平台为新药项目提供技术支持,实现双赢。

2. **自动化研发实验室服务**　自动化研发实验室可用于研发过程的三个方面,为合成、结晶及通过提供筛选、条件控制、质量保证、原位反应分析、实时监控和资料收集等服务,实现程序控制,从而提高研发流程的效率及精确度。

二、智能制药的现状和发展趋势

智能技术在制造领域的应用,给生产带来了巨大的改变和影响。智能化制药是未来企业保障质量、提高效率、降低成本、快速响应用户需求、提升市场竞争力的关键。

(一)智能制造在制药行业中的现状

目前我国制药企业总数5 000余家,其中制药装备企业1 000多家,涉及设备品种3 000多个,产品的品种和产量均已位居世界前列。但我国制药行业智能化发展仍然面临很多问题:技术装备严重滞后、装备水平和自动化程度低;制药装备产品创新能力不强,行业整体生产工艺水平不高,高技术含量的产品不多;传统的生产制造模式普遍存在"三低、三高"的瓶颈问题,即工艺水平低、生产效率低、药材利用率低,制药过程能耗高、污染高、成本高。尤其是中药制药方面,部分生产过程仍以落后的单元操作为主,远未实现整个制造技术装备的集成与优化,因此制药装备的创新与变革势在必行。此外,智能化制药行业还存在以下问题:

1. **标准问题**　智能制造,标准先行。目前,关于大数据、智能机器人、高端仪表、传感器及智能服务等智能制造的标准尚不健全,因此加快制定以智能化为特征的重大成套设备、自动化生产线标准迫在眉睫。

2. **技术问题**　发展智能制药还面临关键装备受到技术制约的问题,如智能制造标准、软件、网络、信息安全等方面基础薄弱。此外,智能制造新模式的推广尚未起步、智能化集成应用缓慢等问题也影响智能制药的普及。

3. **人才问题**　智能化制药生产过程中涉及药物分析与质量评价、过程分析化学、化学工程与工艺、过程装备与控制、工业仪表与自动控制、计算机应用、工业系统工程等众多学科,需要相关从业人员熟悉各类先进的制药工程方法、工艺和设备,因此必须要培养高素质技术复合型人才。

(二) 智能制造在制药行业中的发展趋势

随着人工智能、机器人等领域相继取得巨大的突破,智能制造在制药行业的应用也迎来了较好的发展机遇。一是国家投入大量资金支持企业升级生产线,鼓励智能制造的投入和企业转型。开启制药行业的智能制造,建设智能化的制药工厂,将现有的制药工厂转变成智能化的制药工厂。未来的制药厂,将是智能化的制药工厂。二是制药装备未来发展的重要方向之一是良好的智能控制及远程监测控制,与此同时,智能信息收集与反馈也将彻底改变制药企业的生产方式、管理方式和设计方式。三是未来的制药过程将采用智慧生产模式,集成信息化与智能化等关键技术和装备,结合先进的制造模式、制造系统和组织管理方式,促进未来制药过程的网络化、智能化、精密化、快速化和柔性化。四是生物医药产业是我国新兴战略性产业,在开发易于组织生产、成本低廉、环境友好的生产工艺及发展智能化生产方面有特殊的优势。五是中药产业具有重要战略地位。坚持守正创新、兼收并蓄,加快推进中医药产业化,实现集约化、规模化、规范化生产,助推中医药走向国际市场。

智能制造是制药行业提质增效、转型升级、创新发展的新动能。借助人工智能、自动化等先进手段,实现高水平、高效率的智能化生产已经成为制药领域的主流发展趋势。总而言之,智能制药是未来制药行业发展的重要方向,具有广阔的市场前景和巨大的发展潜力。

第五节 绿 色 制 药

在制药过程中,难免会产生固体、液体和气体废弃物,若不加以处理就排放到环境中,势必会严重污染环境。而在治污过程中,人们发现"末端治理"不如"源头预防",因此环保的理念也由"污染控制"转变为"污染预防"(pollution prevention),绿色化学(green chemistry)和绿色制药(green pharmaceutical)随之得到了全面的发展。伴随着绿色化学的发展,绿色制药的理念从化学制药行业开始,并逐渐覆盖至生物制药、中药制药等领域。

一、绿色化学和绿色制药的关系

(一) 绿色化学

绿色化学,也叫可持续化学(sustainable chemistry)或环境无害化学(environmental benign chemistry)、环境友好化学(environment-friendly chemistry),指利用现代科学技术的原理和方法来减少或避免在化学产品的设计、生产及应用中使用和产生有害物质的科学。

原子经济性(atom economy)是绿色化学的研究热点。理想的原子经济反应是原料分子中的原子百分之百地转变成产物,不产生副产物或废物,实现废物的"零排放"(zero emission)。这个概念最早是在1991年由斯坦福大学的巴里·特罗斯特教授提出,并被普遍认可。巴里·特罗斯特也因此获得1998年美国"总统绿色化学挑战奖"的学术奖。

绿色化学旨在从源头消除污染,即利用化学原理和方法来减少或消除对人类健康或生态环境有害的反应原料、催化剂、溶剂、试剂、产物和副产物,是一门从源头上减少或消除污染、具有明确科学目标和社会需求的新兴交叉学科。

传统化学工业在生产中会造成不同程度的污染,绿色化学着重从源头上防止污染的产生。环境治理则是对已被污染的环境进行治理,它的资金投入却非常大,但治理效果并不理想。绿色化学是发展生态经济和工业的关键,它旨在把现有的化学工业生产的技术路线从"先污染后治理"发展为"从源头上消除污染",促进人和自然的和谐发展。

(二)绿色制药

绿色制药工艺是将绿色化学的原理和技术运用到制药工业以达到绿色工艺的要求,属于环境友好的工艺。

绿色制药指以低消耗(物耗、水、电、气等的消耗及工耗等)、无污染或低污染、资源再生、废物综合利用、分离降解等方式实现制药工业的清洁生产。与传统生产路线不同,绿色制药把治理污染作为设计或筛选药品生产工艺的首要条件,注重研究、开发和推行无害化清洁生产工艺。

二、绿色制药的内容

绿色制药的目标是寻找能够被充分利用的原材料和能源,且在各个环节都能实现洁净和无污染的反应途径和工艺。具体来说,主要指采用清洁生产工艺和清洁能源生产药物。即生产中使用无害的原料、溶剂和催化剂,采用具有一定转化率、高选择性的化学反应来生产目标产物,同时零生成或较少生成副产物或废物,从而实现或接近废物的"零排放"。

(一)采用清洁生产工艺

联合国环境规划署工业与环境活动中心将清洁生产定位为:清洁生产是一种新的创造性思想,该思想将整体预防的环境战略持续应用于生产过程、产品和服务,以增加生态效率和减少人类及环境的风险。《中华人民共和国清洁生产促进法》规定:"清洁生产是指不断采取改进设计、使用清洁的能源和原料、采用先进的工艺技术与设备、改善管理、综合利用等措施,从源头削减污染,提高资源利用效率,减少或者避免生产、服务和产品使用过程中污染物的产生和排放,以减轻或者消除对人类健康和环境的危害"。

清洁生产是绿色制药的重要组成部分。主要内容包括:

1. **节约资源和能源的生产** 绿色生产以减量化、再利用、资源化为原则,通过原辅料的提纯、稀缺资源的替代、物料及能量的高效转化、副产物的回收与循环利用等措施来实现资源和能源的合理高效利用,从而节省生产成本和运行成本,促进生产集约增长,以实现节约资源和降低能耗的目的。

化学制药的化学反应操作、中药制药的提取和浓缩操作、生物制药的发酵操作,以及制药生产中的分离、干燥等后处理过程,大多是能耗较高的生产环节。可寻求更为合适的方法、更先进的设备来代替,也可以通过综合网络换热等优化设计,实现废热废能的回收利用。目前,除了热能、电能和光能外,微波辐射、红外辐射、超声波等新的能量形式的利用也逐渐增多。

2. **环境友好的生产** 绿色生产以污染预防和全过程控制为原则,通过源头削减、过程减排和末端处理等措施减少污染物的产生和排放,减轻污染物的毒性、减少生产活动对周边生态环境的影响,以实现环境保护的目的。

清洁生产的内容,可归纳为"三清一控制",即清洁原料与能源、清洁生产过程、清洁产品及贯穿于清洁生产的全过程控制。

(二)选择清洁的原料

在原材料选择方面,要选择在生产中能被充分利用而极少产生废物和污染的材料、可降解和易处置的材料,少用或不用有毒、有害及稀缺物质。在包装方面尽可能使用可回收利用的包装材料。此外,在关心原材料的可循环性的同时,还要兼顾经济效益和环境效益。

(三)选择安全的溶剂和助剂

在制药生产中,经常会用到溶剂、萃取剂、分散剂、清洗剂等。选择溶剂和助剂时可采用低危害、对人体健康无害、环境友好型的物质来取代易挥发、有毒、有害的物质。如采用水、超临界流体、高分子或固定化溶剂、离子液体、无溶剂系统及毒性小的有机溶剂来替代传统溶剂。

(四)采用绿色合成方法

对于化学原料药的生产,要重视开发药物中间体的合成新工艺,尽量选择诸如生物合成、手性技术、无溶剂反应、组合合成、光化学合成、电化学合成等绿色生产方法。如非甾体消炎镇痛药(S)-萘普生,传统方法是以β-萘酚为起始原料,通过分子内诱导合成拆分方法得到,这种方法生产路线长、成本高且污染严重。近年来,通过利用末端烯烃氢羧化的区域选择性,采用不对称催化氢化反应合成萘普生,步骤少、反应条件温和、收率高,几乎无废物产生。

还可选择如酶催化反应、膜催化反应、仿生催化反应等新兴的催化技术。如不对称催化合成能够使原材料充分转化,减少有毒有害物质排放量。新兴催化剂的使用,使得反应条件温和、专一性强,因此高效无害催化剂的设计和使用也是绿色制药研究的重要内容。如从分子水平上构筑高活性、高选择性的固体催化剂,在提高催化剂活性的同时,也可以解决催化剂的回收使用问题。这对资源的有效利用和环境的保护都起到积极作用。

(五)循环套用和综合利用

循环套用和综合利用都属于"三废"处理的手段,是控制污染、降低生产成本的有效措施之一。

1. **循环套用** 为了降低原料的消耗定额、减小"三废"处理量,生产中通常会选择物料循环套用的方法。反应原料、反应母液、反应溶剂、重结晶溶剂、重结晶母液、催化剂等都可以循环套用。

工厂里常常会将原料进行循环套用,不仅能减少排放,还能提高原料的利用率,降低损耗。尤其是在化学转化率低的情况下,通常都会在分离之后将未反应原料通过泵或压缩机返回到反应器再次反应。若副反应为可逆反应,还可通过循环副产物来抑制生产中副产物的生成。例如,硝基苯还原为苯胺的催化加氢反应。氢气和硝基苯按比例混合送至加氢反应器中,反应生成苯胺和水,部分未反应的氢气则经分离器分离后返回反应器中重新参与反应。再如,水杨酸和乙酸酐在酸催化作用下发生酰化反应可合成阿司匹林,反应结束后,全部物料转入结晶釜进行结晶,然后离心脱水,分离得到的母液则返回酰化釜中再次参与反应。

催化剂的回收利用包括两个方面,催化剂的活化再生和催化剂的循环使用。(1)活化再生:工厂通常会采用活化再生的方法将废催化剂转化为有用物质,活化再生的方法包括物理方法、化学方法和生物方法。如将废钯炭催化剂通过活化再生制备氯化钯,既可以用来制作新的催化剂,也可以作为副产物进行销售。(2)循环使用:催化剂容易出现中毒现象而活性降低。对于连续固定的催化反应,在更换催化剂时,往往会将后续反应釜中的废旧催化剂装填到前面反应釜中,而在后续釜中填充新鲜催化剂。这样可最大限度避免催化剂中毒,从而延长催化剂的寿命,减少催化剂的用量,降低生产成本。

对于反应溶剂来说,可将回收的溶剂再返回到反应釜中和新鲜的溶剂一起作为反应溶剂再次使用,形成循环流程。物料被返回到流程中或经适当的处理后作为原料重新使用,建立了从投料到废物循环回收利用的生产闭合圈,这种循环方式能够削弱工业生产对环境带来的危害。比较有回收价值的溶剂包括:醇类,如甲醇、异丙醇、异丁醇;酮类,如丙酮、丁酮;酯类,如乙酸乙酯、乙酸丁酯,也包括氯仿、乙腈、甲苯、二甲苯等。常见的溶剂回收方法有蒸馏、精馏、共沸精馏、萃取精馏、萃取、渗透蒸发、超临界流体萃取、吸附、电渗析等。例如,奥美拉唑合成过程中将氯仿作为溶剂,其回收方法是先将分离得到的氯仿相先用水洗涤至中性,再分去水层,然后常压蒸馏,收集 60~62 ℃的馏分套用。

此外,水的循环使用在制药厂中也非常重要。水是不可再生资源,而制药厂的用水量又比较大,因此提高制药过程中水循环利用尤为重要。制药企业需要积极采用高效、安全、可靠的水处理技术和工艺,不断提高水资源循环利用率,降低单位产品用水量。同时,也要加强废水综合处理,努力实现废水资源化。如蒸汽冷凝水、空气冷凝水、灭菌柜排水等都可以循环利用。制药厂的水重复利用率允许达到 75%以上。

2. **综合利用** 除了循环套用外,综合利用也是常用的减少"三废"排放量的方法,制药厂通过对副产物进行销售,来增加利润和降低生产成本,提高产品的市场竞争力。如生产 d-α-生育酚时,需要先从食用油精炼过程中产生的脱臭馏出物里提取混合生育酚,这一过程中得到的还有植物甾醇和脂肪酸,其中脂肪酸经甲酯化反应,得到副产物脂肪酸甲酯,脂肪酸甲酯可以直接作为生产脂肪醇的原料也可以经加氢还原生成脂肪醇,脂肪醇是重要的化工原料,可进一步加工成表面活性剂等日化和精细化工产品。再如,采用 RO/NF+紫外线杀菌中水回用系统,可将处理后的中水用于绿地灌溉、道路冲洗、消防用水和建筑用水,实现中水资源再利用。

(六)实施全过程控制

生产中的过程控制水平的高低,控制效果的好坏也对生产结果起着至关重要的作用。尤其是对于现代化制药企业来说,控制水平的高低也是衡量一个企业生产水平的重要指标之一。贯穿于绿色制药生产的全过程控制包括两方面内容:生产原料或物料转化的全过程控制和生产组织的全过程控制。过程控制的内容包括以下方面:

1. **改革生产工艺,更新生产设备** 首先,应尽量提高每一道工序中原材料和能源的利用率,减少生产过程中资源的浪费和污染物的排放。其次,在生产中最大限度地减少废弃物的产生量和毒性。最后,还需要检测生产过程、原料及生成物的情况,研究物料流向及物料损失状况,找出物料损失的原因所在,从而调整生产计划,优化生产程序,合理安排生产进度,改进、完善、规范操作程序。应采用先进的技术,改进生产工艺和流程,淘汰落后设备、提升工艺设备和设计理念。同时,还应该合理循环利用能源和资源,提高生产自动化的管理水平,提高产出投入比例,减少废弃物的产生。

例如,抗高血压药缬沙坦,若采用优化后的无定形结晶工艺,不仅能使得到的产品具有更高的生物利用度,且能使结晶周期缩短 2/3,过滤周期缩短 2/3,滤饼中酯含量下降 10%、干燥周期缩短 3/4、结晶精制收率提高 10%,保证了结晶过程中的清洁高效。再如,在若硝化反应利用连续流技术的优势,能解决传统釜式工艺存在的问题,使硝化工艺在安全高效的模式下运行,通过程序控温的连续流技术硝化合成1,4-二氟-2-硝基苯,目标产物的收率高达98%。再如,新型降糖药达格列净采用连续流微通道技术,反应的总收率能提高36%。

除不断优化现有生产工艺及开发新工艺外,新型设备的使用也具有一定的优越性。如在线清洗(clean in place, CIP)和在线灭菌(sterilization in place, SIP)功能,能极大地减少人工干预和清洗生产设备及管路的时间。无菌生产隔离系统(restricted access barrier system, RABS)和隔离器系统等隔离技术的应用,能减少物料的转运次数,减少粉尘和溶剂的外泄,降低操作环境的洁净等级,从而降低操作费用。此外,还可以通过采用高效运转的智能生产线,使用自动导引搬运车等集约化生产方式来实现智能化、绿色化生产。

2. 创新全程控污减排工艺　各个生产环节的污染物都需要治理。提倡研发和应用全过程控污减排技术,规范生产和精细操作,减少污染物生产,加强末端治理技术的研发和综合利用,以提高资源综合利用水平。

粉尘防治。药品生产过程中会产生大量的粉尘,包括无机粉尘、有机粉尘或者是两者的混合粉尘。粉尘分散到空气中,会影响操作人员的健康,也会造成环境污染,因此要对生产区的粉尘进行有效控制,防止粉尘通过空气循环发生混药或交叉污染。如在产尘点和产尘区设置隔离罩和除尘设备,此外也要注意控制室内压力,使产生粉尘的房间保持相对负压,局部产尘量大的生产区域,还应安排吸尘设施。

鼓励实施密闭化操作。尽量减少暴露环节,以保证全程生产密闭化。对于粉体的加料和输送,可采用粉末输送系统(powder transfer system, PTS),或采用更高级的PTS+带α-β连接的桶密封系统。

创新全程控污减排工艺,选用具备较高自动化控制水平的设备和工艺,目的是建设绿色工程,控制污染总量,降低消耗,实现节能减排和可持续发展。

综上所述,在进行绿色制药工艺的设计和选择方面,需要进行综合考虑,尽可能做到技术上可行;能达到节能、降耗、减污的目标;经济上能够获利,从而实现经济效益、环境效益、社会效益的高度统一。

三、绿色制药的发展趋势

中国已开启绿色化、低碳化的高质量发展新征程,努力推进降碳、减污,并加速产业整体绿色转型升级,这是制药行业健康发展的必然趋势。

(1) 随着社会对生物制剂和中药制剂需求量增加,对产能和质量的要求也在逐步提高,再加上自动化控制、智能制造等技术的逐步应用,绿色制药不再局限于化学制药行业,而是逐渐渗透到各个制药领域当中,并成为制药行业的指导思想和引领技术。

(2) 新型设备具有更优越的环保和节能功效。大力开发和设计新设备、使用新材料,为中国制药工业培育绿色生产力,助力制药行业实现节能减排、提质增效的目标。

(3) 研究和开发绿色新工艺,并将之应用于生产过程。如采用连续流微通道技术来提高生产安全性和收率,创造绿色生产过程,并降低生产成本,提升产品的竞争力。

制药企业应坚持将绿色制药作为发展战略。通过落实用地集约化、原料无害化、生产洁净化、废物资源化、能源低碳化等绿色制造核心实施单元,从源头控制废物产生,使整个生产过程高度清洁。同时,制药行业应着力构建安全高效、环保清洁、节能低碳的绿色智造体系。全力发展绿色生产力,为广大人民群众的生命健康和生态环境的绿色可持续发展贡献力量。

> **课程思政**
>
> **敬畏自然　保护环境**
>
> 　　当前,人民对美好生活的向往更加强烈,不仅对物质文化生活提出了更高要求,而且对环境等方面的要求也越来越高。"绿水青山就是金山银山"是习近平总书记统筹经济发展与生态环境保护提出的科学论断,为我们在新时代营造绿水青山,建设美丽中国,转变经济发展方式,建设社会主义现代化强国提供了有力思想指引。2017年10月,"必须树立和践行绿水青山就是金山银山的理念"写进党的十九大报告,"增强绿水青山就是金山银山的意识"写进新修订的《中国共产党章程》,"绿水青山就是金山银山"的理念已成为我们党的重要执政理念之一。我们也要像保护眼睛一样保护生态环境,像对待生命一样对待生态环境,推动形成人与自然和谐发展现代化建设新格局。

第四章 药品质量标准

第一节 质量标准的制定与主要内容

药品作为维护人民健康、守护生命安全的重要商品,其质量的优劣直接关系到人们的生命安全和社会稳定。药品质量标准,作为确保药品质量、规格及检验方法的技术规定,是药品生产、供应、使用、检验等单位和药政管理部门共同遵循的法定规范。

药品质量标准研究关系着药品的安全性、有效性和质量可控性。必须采用科学的风险评估方法,寻找出关键质量属性,并进行合理的空间设计,最后制定出可行的、系统完善的质量标准。药品质量标准是由国家相关部门制定,在药品检验过程中所必须遵循的规范,具有一定的法律效应,是药品生产、供应、使用及管理等多个环节都需要遵循的规范。一个完整的、科学的药品质量标准的制定,是药品各项研究工作的系统性集成,需要多领域协同完成。

一、质量标准的制定

药品质量标准的制定应当遵循质量源于设计(quality by design,QbD)的理念,在对药品的化学性质、物理性质、药物来源以及制药工艺等多种影响因素进行分析的基础上,制定合理的药品质量标准。

药品质量标准的制定必须遵循以下原则:

(1) 坚持质量第一,充分体现"安全有效,技术先进,经济合理"的原则,尽可能采用稳健、耐用、先进的方法,推动提高质量、保证择优发展和促进对外贸易。

(2) 从生产、流通、使用的各个环节去考察影响药品质量的因素,有针对性地规定检测项目,切实加强对药品关键质量属性的控制。

(3) 质量标准研究项目应通过确认生产过程中的关键原辅料属性(critical material attributes,CMA)和关键工艺参数(critical process parameters,CPP),建立它们与药品关键质量属性(critical quality attributes,CQA)的关系,进而通过对 CMA 和 CPP 的控制,确保产品 CQA 符合要求。

(4) 检测方法应通过方法学验证或确认,并根据验证数据制定合理的可接受标准;有关物质、残留溶剂、基因毒性杂质、元素杂质等微量残留物的种类、限度应在对整体杂质谱进行充分研究的基础上最终确定。检验方法的选择,应基于"准确、灵敏、简便、快速"的原则,强调方法的适用性,并注重吸收国内科研成果和国外先进经验。

二、主要内容

药品质量标准是保障原料药和制剂质量一致性的重要手段,也是日常对产品进行科学监管的基本切入点。它由一系列能反映药品安全性和有效性的检测项目(产品的关键质量属性)、参考的分析方法和认可标准组成,这些认可限度(标准)以限度值、范围和其他描述来表达。药品质量标准的主要内容涵盖药品名称、性状、鉴别、杂质检查、含量测定、生物检定等方面。这些内容是保障药品安全性、有效性和可控性的基础。

药品名称:明确、准确的药品名称是确保药品正确使用的基础。

性状:描述药品的物理和化学特性,如颜色、气味、溶解性等。

鉴别:通过特定的化学或物理方法,对药品进行真伪鉴别。

杂质检查:控制药品中的杂质含量,确保药品的纯度。

含量测定:确定药品中有效成分的含量,保证药品的疗效。

生物检定:生物药品或必须采用生物测定的生物制品,必须通过生物实验方法评价其安全性和有效性。

第二节 国内标准

一、国内药品标准的制定背景

制定和执行严格的药品标准,对于保障药品质量、促进医药行业的健康发展具有重要意义。为了保障药品质量,维护人民健康,我国制定了一系列药品标准,其中包括国家药品标准、药品注册标准、省级中药标准以及企业药品标准等。这些标准的制定,为药品的生产、流通和使用提供了明确的指导和规范,确保了药品的安全性、有效性和稳定性。

二、国内药品标准的主要内容

1.《中华人民共和国药典》 国务院药品监督管理部门颁布的《中华人民共和国药典》(以下简称《中国药典》)和药品标准为国家药品标准。《中国药典》是我国药品质量标准体系的重要组成部分,是国家药品标准的基准。它收载了防病治病所必需、疗效确切且副作用小,质量符合可控标准或检定要求,以及工艺成熟、质量稳定并能实现工业化批量生产的药品。《中国药典》的制定遵循科学、公正、公开、权威的原则,很好地保证了药品的安全性、有效性和稳定性。

《中国药典》是我国药品标准的最高法定标准,由国家药典委员会编修,国家药品监督管理局、国家卫生健康委员会颁布执行。药典内容分为四部:一部收载中药材、中药成方制剂以及单味制剂等;二部收载化学药品、抗生素、生化药品等;三部收载生物制品;四部收载药用辅料、通则等。药典中详细规定了药品的命名、性状、鉴别、检查、含量测定等项目,为药品的质量控制和评价提供了科学依据。

2. **药品注册标准** 经药品注册申请人(以下简称申请人)提出,由国家药品监督管理局药品审评中心核定。国家药品监督管理局在药品上市许可、补充申请时发给药品上市许可持有人的,经核准的质量标准为药品注册标准。药品注册标准是针对新药和仿制药制定的具体标准,由国家药品监督管理局或其授权的药品审评机构在药品注册过程中制定。药品注册标准主要依据药品的安全性、有效性和质量可控性等因素制定,包括药品的处方、生产工艺、质量标准、检验方法等内容。药品注册标准的制定,为药品的注册审批提供了具体的技术要求和评价标准,为新药和仿制药的安全性、有效性和稳定性提供了保障。

3. **省级中药标准** 省级中药标准包括省、自治区、直辖市人民政府药品监督管理部门(以下简称省级药品监督管理部门)制定的,国家药品标准没有规定的中药材标准、中药饮片炮制规范和中药配方颗粒标准。

4. **企业药品标准** 企业药品标准是企业根据自身生产条件和产品特点制定的药品标准,也称为"企业内控标准"或"出厂放行规程",属于非法定标准。企业药品标准主要依据国家药品标准和药品注册标准制定,并结合企业的实际情况进行调整和补充。企业药品标准的内容通常包括药品的原辅料质量标准、生产工艺规程、质量合格标准、检验方法等,旨在确保企业生产的药品符合国家药品标准和药品注册标准的同时,满足企业的特定需求。

三、国内药品标准的制定原则

在制定国内药品标准时,应遵循以下原则。

1. **安全有效与稳定可控** 药品标准应确保药品的安全性、有效性和稳定性。在标准的制定过程中,应充分考虑药品的原料来源、生产工艺、质量控制等因素对药品质量的影响,确保药品的质量可控和稳定。

2. **科学性与先进性** 药品标准的制定应基于科学研究和实验验证,确保标准的科学性和先进性。同时,应密切关注国际药品标准的最新动态和发展趋势,及时吸收和借鉴国际先进经验和技术成果。

3. **经济合理与可操作性** 药品标准的制定应充分考虑经济成本和可操作性。在保障药品质量的前提下,应尽可能降低生产成本和检验成本,提高标准的可操作性和实用性。

4. **全面性与系统性** 药品标准的制定应全面考虑药品生产、流通和使用等各个环节的影响因素。同时,应建立完整的标准体系,确保各项标准之间的协调性和一致性。

四、国内药品标准的实施与监督

为了保障国内药品标准的严格执行,我国建立了完善的药品监管体系。药品监管部门负责对药品生产、流通和使用环节进行严格的监督和管理,以确保药品安全性、有效性和质量可控性。具体措施包括:

1. **加强对药品生产企业的监管** 药品监管部门对药品生产企业进行定期检查和飞行检查,确保企业按照药品标准进行生产和管理。同时,对违反药品标准的企业进行严厉处罚,保障药品市场的公平竞争。

2. **加强对药品流通环节的监管** 药品监管部门对药品流通环节进行严格的监管,确保药品在流通过程中不受污染和损坏。同时,加强对药品经营企业的监督检查,防止假冒伪劣药品流入市场。标准实施的目标就是确保药品的质量和安全,而加强对药品流通环节的监管和药品经营企业的监督检查,正是实现这一目标的重要手段,也是确保药品安全、有效、质量可控的关键环节。

3. 加强药品使用的监测和评估　　药品监管部门对药品使用情况进行监测和评估,了解药品的安全性、有效性和稳定性等方面的信息。同时,对药品不良反应进行及时收集、分析和处理,确保药品的安全使用。对于保障患者用药安全、提高药品监管水平、促进合理用药以及为药品标准修订提供依据都具有重要意义。

五、总结

国内药品标准是保障我国药品安全性、有效性和质量可控性的重要基础。国家和企业通过制定和执行严格的药品标准,保证药品的质量可控和稳定,为人民群众提供更加安全、有效的药品。同时,药品标准的制定和执行也需要不断完善和优化,以适应医药行业的快速发展。

第三节　国外标准

在全球化的医药市场中,各国的药品标准体系为药品的安全性、有效性和质量可控性提供了重要保障。在历经多年的发展和完善后,国际上已经形成了相对成熟和规范的药品标准体系。药品标准在保障全球药品质量安全、促进医药行业的健康发展方面发挥着重要作用。通过了解国外药品标准的主要类型、制定机构、制定原则以及其在国际上的影响等,可以更好地借鉴和学习国外先进的经验和技术成果,为我国药品标准的制定和完善提供借鉴。同时,我们也应加强与国际组织和其他国家的合作与交流,共同推动全球药品标准的协调、更新和完善。本节将详细介绍国外药品标准的主要类型、制定机构、制定原则以及其在国际上的影响等。

一、国外药品标准的主要类型

(一) 国外药品标准的主要类型

1. 国际药品标准　　国际药品标准是由国际性的药品监管机构或标准化组织制定的,具有国际通用性和权威性。其中最具代表性的是世界卫生组织制定的国际药典(International Pharmacopoeia)。该标准涵盖了药品的命名、性状、鉴别、检查、含量测定等多个方面,为各国药品标准的制定提供了重要参考。

2. 区域性药品标准　　区域性药品标准是由某一地区或组织内的多个国家共同制定的,具有一定的地域性和针对性。例如,欧洲药品管理局制定的欧洲药典(European Pharmacopoeia)是欧洲地区的药品标准。欧洲药典为欧洲各国的药品监管提供了统一的标准,促进了欧洲医药市场的统一和发展。

3. 国家药品标准　　国家药品标准是由各国政府或药品监管机构制定的,具有法定性和强制性。不同国家的药品标准可能存在一定的差异,但通常都包括药品的命名、性状、规格、质量、纯度、含量、稳定性、杂质、微生物限度、毒理学、药效学等方面的要求。国家药品标准是各国药品监管的核心,确保了药品在本国市场的质量安全。

(二)国外药典的主要特点

1. 权威性与法律性　国外药典作为各自国家药品质量标准的基准,具有极高的权威性和法律性。各国药品监管部门均将药典作为药品监管的重要依据,对药品的生产、流通和使用进行严格监管。

2. 科学性与先进性　国外药典在制定过程中,充分吸收现代科学技术的成果,采用先进的检测方法和评价标准,确保药品质量标准的科学性和先进性。

3. 国际性与开放性　随着全球化的深入发展,国外药典也逐渐呈现出国际化和开放性的特点。各国药典之间的交流与合作,共同推动药品质量标准体系的完善和提升。

(三)国外药典的主要内容

国外药典的主要内容通常包括以下几个方面:

1. 药品名称与分类　对药品进行准确命名和分类,为药品的监管和使用提供基础。

2. 药品质量标准　制定详细的药品质量标准,包括药品的性状、鉴别、检查、含量测定等方面,能够确保药品的安全性、有效性和稳定性。

3. 药品检验方法　提供科学、准确、可靠的药品检验方法,为药品的质量控制和评价提供依据。

4. 药品使用指南　为药品的合理使用提供指导,包括药品的适应证、用法用量、不良反应等。

二、国外药品标准的制定机构

国外药品标准的制定机构主要包括国际性的药品监管机构、区域性的药品监管组织以及各国的药品监管机构。

1. 国际性的药品监管机构　如世界卫生组织、国际药品监管机构联盟等,这些机构在推动国际药品标准的制定、协调各国药品标准方面发挥着重要作用。

2. 区域性的药品监管组织　如欧洲药品管理局、泛美卫生组织等,这些组织在推动区域内药品标准的统一和协调方面发挥着积极作用。

3. 各国的药品监管机构　如美国食品药品监督管理局、欧洲药品管理局、日本药品医疗器械局等,这些机构负责制定本国的药品标准,并负责对药品生产、流通和使用进行监管。

三、国外药品标准的制定原则

国外药品标准的制定通常遵循以下原则:

1. 科学性与先进性　药品标准的制定应基于科学研究和实验验证,确保标准的科学性和先进性。同时,应密切关注国际药品标准的最新动态和发展趋势,及时吸收和借鉴国际先进经验和技术成果。

2. 安全有效与稳定可控　药品标准应确保药品的安全性、有效性和稳定性。在标准的制定过程中,应充分考虑药品的原料来源、生产工艺、质量标准等因素对药品质量的影响,确保药品的质量可控和稳定。

3. 经济合理与可操作性　药品标准的制定应充分考虑经济成本和可操作性。在保障药品质量的前提下,应尽可能降低生产成本和检验成本,提高标准的可操作性和实用性。

4. 公开透明与广泛参与 药品标准的制定应公开透明,广泛征求各方面意见,确保标准的公正性和合理性。同时,应鼓励企业、行业协会、科研机构等积极参与标准的制定和修订工作。

四、国外药品标准在国际上的影响

国外药品标准在国际上具有重要的影响。首先,国际药品标准和区域性药品标准为各国药品标准的制定提供了重要参考和借鉴,促进了各国药品标准的统一和协调。其次,国外药品标准的制定机构通过与国际组织和其他国家的合作与交流,推动了国际药品标准的不断更新和完善。最后,国外药品标准的实施和监管经验也为各国提供了宝贵的参考和借鉴,有助于各国提高药品监管水平从而保障药品质量和安全。

五、总结

国外药典,是各自国家药品质量标准的基准。国外药典的制定同样遵循科学、公正、公开、权威的原则,为全球药品的安全性、有效性和稳定性提供了重要保障。国外药品标准在保障全球药品质量安全、促进医药行业的健康发展方面发挥着重要作用。通过了解国外药品标准的主要类型、制定机构、制定原则及其在国际上的影响等,我们可以更好地借鉴和学习国外先进的经验和技术成果,为我国药品标准的制定和完善提供参考和借鉴。同时,我们也应加强与国际组织和其他国家的合作与交流,共同推动全球药品标准的更新和完善。

课程思政

坚持以人民为中心　筑牢药品安全新防线

在全面建设社会主义现代化国家的新征程中,党的二十大擘画了以中国式现代化全面推进中华民族伟大复兴的宏伟蓝图。药品标准是药品质量和安全的标尺,药品安全作为重大的民生问题,直接关系人民群众的生命健康和幸福感。2025年版《中国药典》以系统观念为引领,将"以人民为中心"的发展思想深度融入药品标准体系,通过全生命周期管理、全社会共治、法规技术衔接的协同发力,构建起药品标准管理协同共治新体系,全方位筑牢药品安全防线,为人民群众用药安全保驾护航。站在"两个一百年"奋斗目标的历史交汇点,药学类专业学子当以技术革新回应时代需求,以专业精神守护生命希望,让药品安全防线既有科技创新的硬度,更有人文关怀的温度,为实现全民健康注入青春力量。

第五章 药品管理及法规

药品是一种特殊商品,因此为保证药品安全、有效和公众健康,对药品的管理有不同于其他物质的特殊法律规定。药品与人类健康和社会发展关系密切,因此,确保药品研制、生产、经营、使用全过程中的安全性、有效性和质量可控性尤为重要。药品只有符合法定质量标准,方可销售和使用。药品关乎公众的生命和健康,是特殊商品,所以必须要有严格的法律、法规及规章约束。

全国人民代表大会常务委员会颁布的《中华人民共和国药品管理法》《中华人民共和国疫苗管理法》《中华人民共和国基本医疗卫生与健康促进法》;国务院出台的《麻醉药品和精神药品管理条例》等行政法规;国家卫生健康委员会、国家市场监督管理总局、国家药品监督管理局、国家中医药管理局出台的部门规章和规范性文件;地方各级人民政府颁布的地方性法规和管理规定等,都对药品进行了严格的法规化管理。

第一节 药品监管组织

我国药品监督管理组织体系主要由药品行政监督管理机构和药品技术监督管理机构组成。

一、药品行政监督管理机构

(一)药品监督管理部门

1. **国家药品监督管理局** 国家药品监督管理局于2018年组建,由国家市场监督管理总局管理,该部门主管全国药品监督管理工作,主要业务机构有药品注册管理司、药品监督管理司,主要职责是负责药品的注册和监督管理。

2. **地方药品监督管理部门** 各省、自治区、直辖市按照中央要求,结合各地实际,组建了各省、自治区、直辖市药品监督管理局。各省、自治区、直辖市药品监督管理局负责本行政区内药品监督管理工作。设区的市、县级人民政府承担药品监督管理职责的部门负责本行政区域内的药品监督管理工作。县级以上地方人民政府有关部门在各自职责范围内负责与药品有关的监督管理工作。

(二)药品管理工作相关部门

根据相关规定,药品管理工作涉及多个政府职能部门。除药品监督管理部门以外还涉及以下行政管理部门:卫生健康部门、中医药管理部门、发展和改革宏观调控部门、人力资源与社会保障部门、工业和信息化管理部门、商务管理部门、海关、公安部门、国家互联网信息办公室、新闻出版广电部门、监察部门、医疗保障局、农业部门、林业部门等。

根据法律法规的规定,药品行政监督管理部门行使以下行政监督管理职权:

1. **监督检查**　各级药品监督管理部门有权按照法律法规的规定,对药品的研制、生产、流通、使用等过程进行监督检查。接受监督检查的单位应当主动向药品监督管理部门提供真实材料,如研制资料、原始记录、生产记录、购销记录、处方登记材料等。药品监督管理部门除了一般性监督外,还应当对药品生产企业、药品经营企业进行药品生产质量管理、药品经营质量管理检查,动态监督管理企业贯彻执行药品生产质量管理规范、药品经营质量管理规范的情况。

2. **发布药品质量公告**　发布药品质量公告是药品监督管理中的一项重要内容。从保障人民用药安全有效、对药品实行严格规范管理的角度出发,药品质量公告的重点是公告不符合国家药品质量标准的药品。

3. **采取行政强制措施与实施行政处罚**　行政强制措施包括限制公民人身自由,查封场所、设施或者财产,扣押财物,冻结存款、汇款以及其他行政强制措施。行政处罚包括警告,罚款,没收违法所得、没收非法财物,责令停产停业,暂扣或者吊销许可证或执照,行政拘留以及法律、行政法规规定的其他行政处罚。行政强制措施是对紧急情况的控制,目的是防止可能存在质量问题的药品在社会上扩散,防止能够证明可能存在违法行为的证据转移和灭失。行政强制措施不带有惩罚性,不属于行政处罚。药品监督管理部门对有证据证明可能危害公众健康的药品及相关材料,可以采取查封、扣押的行政强制措施,并在7日内做出行政处理决定。药品需要检验的,必须自检验报告书发出之日起15日内做出行政处理决定。

药品监督管理部门实施查封、扣押的行政强制措施以后,有两种可能的结果。一种是经过进一步调查,证明先前怀疑的药品和有关材料不存在危险或违法行为,应当及时解除行政强制措施,恢复正常的药品生产、经营秩序和药品使用秩序;另一种是经过进一步的调查,证明确实存在危害人体健康的药品和违法行为,依法做出正式的行政处罚决定或行政处理决定。

依法实施行政处罚是药品监督管理部门的法定职责之一。实施处罚时,要遵守行政处罚法规定的依法处罚原则,在其法定的职权范围内,以法律法规为依据,依照法定程序,在法定的处罚种类和处罚幅度内合理裁量和实施处罚。行政处罚坚持处罚与教育相结合的原则,教育公众、法人或其他组织自觉遵守药品管理法律法规。公众、法人或其他组织享有陈述权、申辩权,对处罚不服的,有权依法申请行政复议或者提起行政诉讼。药品监督管理部门不得因陈述和申辩加重处罚。

4. **对药品不良反应及其危害采取必要的控制措施**　药品监督管理部门应当做好药品不良反应的监测和上市后的药品再评价工作。对疗效不确切、不良反应大或者对人体健康有危害的药品,国家和省级药品监督管理部门可以采取停止生产、销售、使用的紧急控制措施,并于5日内组织鉴定,自鉴定结论做出之日起15日内依法做出行政处理决定。对已确认发生严重不良反应的药品采取停止生产、销售和使用的紧急控制措施,防止该药品使用范围和造成的损害继续扩大。同时,药品监督管理部门在采取紧急控制措施期间,可以组织有关专家进行鉴定,以便进一步做出行政处理决定。

二、药品技术监督管理机构

药品技术监督管理包括药品质量监督检验,药品法典的编撰,药品研制、生产、流通、使用环节的技术规范和标准的制定,药品不良反应事件检测与评价等技术工作。

1. **国家、地方各级药品检验机构** 根据《药品管理法》及其他相关法律法规规定,各级药品检验机构是执行国家对药品监督检验的法定性专业机构。国家依法设置的药品检验机构分为四级:中国食品药品检定研究院;省、自治区、直辖市药品检验研究院(所);地级市药品检验所;县市级药品检验所。省级及以下药品检验机构受同级药品监督管理部门领导,业务技术接受上一级药品检验机构指导。

2. **其他技术监管机构** 包括中国食品药品检定研究院(国家药品监督管理局医疗器械标准管理中心,中国药品检验总所)、国家药典委员会、国家药品监督管理局药品评审中心、国家药品监督管理局食品药品审核查验中心、国家药品监督管理局药品评价中心(国家药品不良反应检测中心)、国家中药品种保护评审委员会等。

第二节 药品管理法

药品管理法有广义和狭义之分。广义的药品管理法是指规范药品研制、生产、流通、使用和监督管理,保证药品质量和用药安全,维护人体健康活动中产生的各种社会关系的法律规范的总称。狭义的药品管理法则仅指1984年9月20日第六届全国人大常委会第七次会议通过的《中华人民共和国药品管理法》(以下简称《药品管理法》),该法于2001年2月28日和2019年8月26日进行了两次修订,于2013年12月28日和2015年4月24日进行了两次修正。本节药品管理法指广义药品管理法,《药品管理法》专指《中华人民共和国药品管理法》。

一、药品管理法的制定

药品管理法的制定有广义和狭义之分。狭义的药品管理法的制定,专指全国人民代表大会及其常务委员会制定药品管理法的活动;广义的药品管理法的制定,则包括所有具有立法权的国家机关依法定职权和程序制定药品管理法的专门性活动,不仅包括全国人民代表大会及其常务委员会制定药品管理法的活动,还包括国务院以及省、自治区、直辖市和设区的市、自治州人民代表大会及其常务委员会或地方政府制定药品管理法的活动。

《中华人民共和国宪法》和《中华人民共和国立法法》规定,全国人民代表大会和全国人民代表大会常务委员会行使国家立法权,制定药品管理法律;国务院根据宪法和法律,制定药品管理行政法规;省、自治区、直辖市和设区的市、自治州人民代表大会及其常务委员会在不同宪法、法律、行政法规相抵触的前提下,制定药品管理地方性法规;民族自治地方的人民代表大会有权依照当地民族的政治、经济和文化的特点,制定药品管理自治条例和单行条例;国务院组成部门和具有行政管理职能的直属机构,根据法律和国务院的行政法规,制定药品管理部门规章;省、自治区、直辖市的地方政府,制定药品管理地方性法规。

《中华人民共和国立法法》的规定,全国人民代表大会主席团、全国人民代表大会常务委员会或常务委员会、国务院、中央军事委员会、国家监察委员会、最高人民法院、最高人民检察院、全国人民代表大会各专门委员会、一个代表团或30名以上的代表联名可以向全国人民代表大会提出药品管理法律案,由主席团决定是否列入会议议程,或者先交有关专门委员会审议,提出是否列入会议议程的意见,再决定是否列入会议议程。在全国人民代表大会闭会期间,也可以向全国人民代表大会常务委员会提出法律案,由全国人民代表大会常务委员会依法审议后,决定提请全国人民代表大会审议。获全国人大常委会通过的药品管理法律,由国家主席签署主席令予以公布。药品管理法律的公布是药品管理立法的最后一步,是药品管理法律生效的前提。法律通过后,凡是未经公布的,均不产生法律效力。

二、药品管理法的实施

药品管理法的实施,是指通过一定的方式使药品管理法在社会生活中得以贯彻与实施的活动,是把药品管理法的规定转化为主体行为的过程。药品管理法实施的方式主要有两种,即药品管理法的遵守和药品管理法的适用。

1. **药品管理法的遵守**　药品管理法的遵守,是指一切国家机关和武装力量、各政党和社会团体、企事业单位和公民个人都要按照药品管理法的规定,行使权利和履行义务,依法办事,不得违反。遵守药品管理法是现代法治社会的必然要求,是药品管理法实施的重要方式,也是每个公民的基本义务。

药品管理法遵守的主体既包括一切国家机关、社会组织和全体中国公民,也包括在中国境内活动的国际组织、外国组织、外国公民和无国籍人。药品管理法遵守的范围主要包括宪法、药品管理法律、药品管理行政法规、药品管理地方性法规、药品管理自治条例和单行条例、药品管理规章、技术规范、我国参加的世界药品管理组织的章程、我国参与缔结或加入的国际药品管理条约与协定等。药品管理法适用过程中,有关国家机关依法做出的、具有法律效力的决定书,如人民法院的判决书、调解书,药品管理行政部门的药品管理许可证、药品管理行政处罚决定书等非规范性文件,也是药品管理法遵守的范围。药品管理法的遵守不是消极、被动的,它既要求国家机关、社会组织和公民依法承担和履行义务,也保障国家机关、社会组织和公民依法享有权利、行使权利,即内容包括依法行使权利和履行义务两个方面。

2. **药品管理法的适用**　药品管理法的适用有广义和狭义之分。广义的药品管理法的适用,是指国家机关和法律、法规授权的组织依照法定的职权和程序行使国家权力,将药品管理法律规范地运用到具体组织,用来解决具体问题的一种专门活动。它包括药品行政管理部门以及法律、法规授权的组织依法进行的药品管理执法活动、司法机关依法处理有关药品管理违法和犯罪案件的司法活动。狭义的药品管理法的适用,仅指司法活动。此处所讲药品管理法的适用是指广义的药品管理法的适用。

作为药品管理法的实施方式之一,药品管理法的适用具有国家强制性、权威性、程序性、要式性等特点,而在适用过程中应当遵循以下原则。

(1) 合法性原则:即药品管理法的适用必须依照法律规定,在法律授权范围内行事,这是药品管理法适用的最基本原则。药品管理法适用的主体、内容及程序都必须有法律依据,遵循相关的程序制度。

(2) 合理性原则:即药品管理法的适用既要体现法律的基本精神,又要符合公共秩序和风俗习惯,并遵循药学科学的规律。在适用过程中,事实应清楚,证据要确定,定性要准确,处理要适当,行使自由裁量权应坚持法律原则和法律精神,不得超过法律规定的幅度,对不适当不合理的处理应依法及时纠正。

(3) 效率原则:即在依法、合理的前提下,药品管理法的适用应取得最大的效益,如应当在法定期限内办理案件等。这就要求药品管理法适用的主体在依法行政的前提下,应做好必要的成本效益分析和可行性分析,使其行为具有最大的合理性,并尽可能以最低成本取得最大效益。

三、药品管理法的作用

1. **依法管理药学事业,建立和保护药品管理秩序** 药学事业对提高公众的健康水平具有至关重要的作用,在卫生事业中有举足轻重的地位,因此必须纳入国家的统一管理。药品管理法把复杂又庞大的药事管理工作纳入调整范围,从而建立起药事活动的正常秩序,使各药事部门的活动有法可依,也为药品监督管理工作提供法律依据。

2. **保护公民的生命安全与健康,制裁违法行为** 药品管理法的宗旨就是通过保证药品质量来保障人体用药安全,维护人民身体健康。一方面,药品管理法把药事工作中的很多技术规范上升为法律规范,形成良好的药学工作秩序,使公民的用药需求能够得到满足,从而使公民的生命健康权得到保障;另一方面,药品管理法也通过制裁各种违法行为,来保障公民的生命安全与健康。

3. **推动和规范药学科学的进步与发展** 药品管理法的制定与实施是促进药学科学发展的重要手段。药品管理法使药学事业从行政管理上升为法制管理,从一般技术规范和道德规范上升到法律规范,这就为药学科学的进步和发展提供了法律保障。同时,药学科学技术的发展,也给药品管理立法提出了一系列新的问题,如新的药品品种的出现,特殊药品的管理和使用等,都需要通过立法做出明确规定,以有效防止某些药品对社会发展产生的负面影响,从而使药学科学技术朝着有利于人类生存和社会进步的方向发展。所以现代科学发展离不开药品管理法的规范和调整,药品管理法则是促进药学科学发展的法律手段。

4. **促进医药经济发展和国际交流与合作** 药品管理法通过对药事活动的规范,特别是通过各种技术、质量规范,规范药事行为,提高药品质量,推动药品生产和经营企业改进技术、加强管理,进而提高我国医药企业的产品质量,在国际市场上形成一定的竞争力,使我国医药产业走上可持续发展的道路。同时,我国药品管理法特别是药品生产质量管理规范、经营质量管理规范等逐步与国际接轨,也对我国医药产业参与国际间药品交流与合作起到了积极的促进作用。

第三节 中医药法

中医药法第一次从法律层面明确了中医药的重要地位、发展方针和扶持措施,为中医药事业发展提供了法律保障。中医药法针对中医药自身的特点,改革完善了中医医师、诊所和中药等管理制度,有利于保持和发挥中医药特色和优势,促进中医药事业发展。中医药法对实践中存在的突出问题作了针对性的规定,有利于规范中医药从业行为,保障医疗安全和保证中药质量。中医药法的出台有利于提升中医药的全球影响力,在解决健康服务问题上,为世界提供中国方案、中国样本,为解决世界医改难题做出中国的独特贡献。中医药法的通过对中医药事业发展具有里程碑的意义。

一、《中华人民共和国中医药法》的立法背景

中医药是我国医药卫生体系的特色和优势,是国家医药卫生事业的重要组成部分。2003年国务院制定的《中华人民共和国中医药条例》对促进、规范中医药事业发展发挥了重要作用。随着经济社会快速发展,中医药事业发展面临一些新的问题,主要表现为:中医药服务能力不足,特色和优势发挥不够充分;现行医师管理、药品管理制度不能完全适应中医药特点和发展需要,一些医术确有专长的人员无法通过考试取得医师资格,医疗机构中中药制剂品种萎缩明显;中药材种植养殖不规范,影响中药质量;中医药人才培养途径比较单一,人才匮乏;中医药理论和技术方法的传承、发扬面临不少困难。为了进一步保障和促进中医药事业发展,2008年十一届全国人大常委会将中医药法列入立法规划。2009年《关于深化医药卫生体制改革的意见》明确要求加快中医药立法工作。2011年12月原卫生部向国务院报送了中医药法草案(送审稿),2015年12月国务院将中医药法草案提请全国人大常委会审议。全国人大常委会于2015年12月和2016年8月、12月进行三次审议,2016年12月25日《中华人民共和国中医药法》(以下简称《中医药法》)由中华人民共和国第十二届全国人民代表大会常务委员会第二十五次会议审议通过,自2017年7月1日起施行。《中医药法》共9章63条,包括中医药服务、中药保护与发展、中医药人才培养、中医药科学研究、中医药文化传播等内容。

二、《中华人民共和国中医药法》的主要作用

1. **明确中医药事业的重要地位和发展方针** 一是明确"中医药"是包括汉族和少数民族医药在内的我国各民族医药的统称,中医药事业是我国医药卫生事业的重要组成部分。二是明确国家大力发展中医药事业,实行中西医并重的方针,建立符合中医药特点的管理制度。三是明确发展中医药事业应当遵循中医药发展规律,坚持继承和创新相结合,保持和发挥中医药特色和优势。四是明确国家鼓励中医西医相互学习,相互补充,协调发展,发挥各自优势,促进中西医结合。

2. **建立符合中医药特点的管理制度** 充分考虑到中医药的特点和发展需要,国家对执业医师法、药品管理法、医疗机构管理条例等规定进行改革完善:一是改革完善中医医师资格管理制度,规定以师承方式学习中医,对于医术确有专长的人员,经实践技能和效果考核合格即可获得中医医师资格。二是改革完善中医诊所准入制度,将中医诊所由许可管理改为备案管理。三是允许医疗机构根据临床需要,凭处方炮制市场上没有供应的中药饮片,或者对中药饮片进行再加工。四是对仅应用传统工艺配制的中药制剂品种和委托配制的中药制剂,由现行的许可管理改为备案管理。五是明确生产符合国家规定条件的,来源于古代经典名方的中药复方制剂,在申请药品批准文号时,可以仅提供非临床安全性研究资料。

3. **加大对中医药事业的扶持力度** 一是明确县级以上政府应当将中医药事业纳入国民经济和社会发展规划,建立健全中医药管理体系,将中医药事业发展经费纳入财政预算,为中医药事业发展提供政策支持和条件保障,统筹推进中医药事业发展。二是明确县级以上政府应当将中医医疗机构建设纳入医疗机构设置规划,设立规模适宜的中医医疗机构,扶持有中医药特色和优势的医疗机构发展。三是合理确定中医医疗服务的收费项目和标准,体现中医医疗服务成本和专业技术价值。四是明确有关部门应当按照国家规定,将符合条件的中医医疗机构纳入医保定点机构范围,将符合条件的中医药项目纳入医保支付范围。五是发展中医药教育,加强中医药人才培养,加大对中医药科学研究和传承创新的支持力度,促进中医药文化传播和应用。六是发展中医养生保

健服务,支持社会力量举办规范的中医养生保健机构。七是明确国家采取措施,加大对少数民族医药传承创新、应用发展和人才培养的扶持力度,加强少数民族医疗机构和医师队伍建设;民族自治地方可以结合实际,制定促进和规范当地少数民族医药事业发展的办法。

4. 加强对中医医疗服务和中药生产经营的监管 一是明确开展中医药服务应当符合中医药服务基本要求,发布中医医疗广告应当经审查批准,发布的内容应当与批准的内容相符。二是明确国家制定中药材种植养殖、采集、贮存和初加工的技术规范、标准,加强对中药材生产流通全过程的质量监督管理,保障中药材质量安全。三是加强中药材质量监测,建立中药材流通追溯体系和进货查验记录制度。四是鼓励发展中药材规范化种植养殖,严格管理农药、肥料等农业投入品的使用,禁止使用剧毒、高毒农药。五是加强对医疗机构炮制中药饮片、配制中药制剂的监管。

5. 加大对中医药违法行为的处罚力度 一是禁止中医诊所、中医医师超范围执业,情节严重的,责令停止执业活动、吊销执业证书。二是开设中医诊所、炮制中药饮片、委托配制中药制剂应当备案而未备案,或者备案时提供虚假材料,经责令改正,拒不改正的,责令停止执业活动或者责令停止炮制中药饮片、委托配制中药制剂活动,其直接责任人五年内不得从事中医药相关活动。三是医疗机构应用传统工艺配制中药制剂未依法备案,或者未按照备案材料载明的要求配制中药制剂的,按生产假药给予处罚。四是发布的中医医疗广告内容与经审查批准的内容不相符的,撤销该广告的审查批准文件,一年内不受理该医疗机构的广告审查申请。五是在中药材种植过程中使用剧毒、高毒农药的,依照有关法律、法规给予处罚;情节严重的,处五日以上十五日以下拘留。

第四节 药品质量管理规范

药品生产的质量管理是药品生产企业管理的核心内容,也是国家对药品生产企业最基本的规范性要求。其目的在于避免质量事故的发生,尽一切可能将差错及隐患消灭在药品生产制造之前。药品质量和质量管理是衡量一个国家制造业水平的标志。药品质量控制应当通过配备适当的设施、设备、仪器和经过培训的人员,有效、可靠地完成所有质量控制活动;应当有批准的操作规程,用于原辅料、包装材料、中间产品、待包装产品和成品的取样、检查、检验以及产品的稳定性考察,必要时还需要进行环境监测;由经授权的人员按照规定的方法对原辅料、包装材料、中间产品、待包装产品和成品进行取样;检验方法应当经过验证或确认;取样、检查、检验应当有记录,偏差应当经过调查并记录;物料、中间产品、待包装产品和成品必须按照质量标准进行检查和检验,并有记录;物料和最终包装的成品应当有足够的留样,以备必要的检查或检验;成品的留样包装应当与最终包装相同。

一、药品生产质量管理规范

药品生产质量管理规范(good manufacturing practice, GMP)是在药品生产过程实施质量管理,保证生产出符合预定用途和注册要求的药品的一整套系统的、科学的管理规范,是药品生产和质量管理的基本准则。药品生产质量管理规范的指导思想是任何药品的质量都是生产出来的,而不是检验出来的。药品生产质量管理规范从适用范围可分为三类,一类是国际性的,如世界卫生组织的药品生产质量管理规范,欧洲自由贸易联盟的药品生产质量管理规范,东南亚国家联盟的药品生产质量管理规范等;第二类是国家性的,如中国、美国、日本等许多国家制定颁布的药品生产质量管理规范;第三类是行业性的,如中国医药工业公司制定的药品生产质量管理规范,美国制药工业联合会制定的药品生产质量管理规范,日本制药协会制定的药品生产质量管理规范等。

药品生产质量管理规范是从药品生产过程质量管理实践中总结和升华出来的规范化条款,它的目的是最大限度地降低药品生产过程中污染、交叉污染以及混淆、差错等风险,确保持续稳定地生产出符合预定用途和注册要求的药品。我国《药品生产质量管理规范》(2010版)结合我国国情,按照"软件硬件并重"的原则,贯彻质量风险管理和药品生产全过程管理的理念,更加注重科学性和可操作性,与国际上药品生产质量管理规范实现了一致性。该药品生产质量管理规范共有14章、313条,分为总则、质量管理、机构与人员、厂房与设施、设备、物料与产品、确认与验证、文件管理、生产管理、质量控制与质量保证、委托生产与委托检验、产品发运与召回、自检、附则。详细描述了药品生产质量管理的基本要求,适用于所有药品的生产。以管理内容为主线,药品生产质量管理规范的内容包括硬件、软件、人员三部分。

药品生产质量管理规范已成为国际医药贸易中对药品生产质量的重要要求,成为国际通用药品生产及质量管理所必须遵循的原则,是医药产品进入国际市场的先决条件,也是通向国际市场的通行证。进行药品生产质量管理规范认证符合质量管理国际化、标准化、动态管理的发展趋势。随着我国《药品生产质量管理规范》等相关法规的颁布,以及药品注册、药品生产许可证的颁发和换发、药品定价等方面政策的修订,制药企业的药品生产质量管理规范符合性检查工作已经由被动行为变为企业自身发展的需求。与此同时,药品生产质量管理规范的实施对生产质量保证条件的检查要求也由静态管理向动态管理转变。符合药品生产质量管理规范要求的生产管理,是企业发展的必备条件,它为制药企业提供了一套药品生产和质量管理的基本原则和方法,有助于促进企业强化质量管理,实现现代化管理。实施药品生产质量规范化管理有利于提高管理水平、增强质量意识,促进企业人员素质的提高,保证药品质量。药品生产质量管理规范是企业形象的重要象征,是医药企业对社会公众用药安全高度负责的具体体现。

二、药品经营质量管理规范

药品经营质量管理规范(good supply practice, GSP)是规范药品经营管理和质量控制的基本准则,是一个全面、全员、全过程的质量管理体系,其核心是通过严格的经营管理规范来约束企业的行为,保证企业向用户提供优质的药品。

我国第一部药品经营质量管理规范发布于2000年4月30日,自2000年7月1日起施行。经过2013年、2015年、2016年三次修订,目前执行的是2016年版药品经营质量管理规范。2019年12月新修订的《药品管理法》进一步提升了对药品经营质量管理的要求,取消了药品经营质量管理规范认证,把执行药品经营质量管理规范作为企业的自觉行为,明确药品经营企业在经营活动中要持续遵循药品经营质量管理规范的要求,并将药品经营质量管理规范纳入企业的日常监管,大幅提高违反药品经营质量管理规范的处罚力度,规范药品经营行为,保障公众用药安全。

我国《药品经营质量管理规范》正文部分共4章184条,包括总则、药品批发的质量管理、药品零售的质量管理和附则。总则共4条,阐述了《药品经营质量管理规范》制定目的、适用范围等内容,同时,明确要求药品经营企业坚持诚实守信,依法经营,禁止任何虚假、欺骗行为。企业应当在药品采购、储存、销售、运输等环节采取有效的质量控制措施,确保药品质量,并按照国家有关要求建立药品追溯系统,实现药品可追溯。药品批发的质量管理主要包括质量管理体系、组织机构与质量管理职责、人员与培训、质量管理体系文件、设施与设备、校准与验证、计算机系统、采购、收货、验收、储存、养护、销售、出库、运输与配送以及售后管理等内容。药品零售的质量管理主要包括质量管理与职责、人员管理、文件管理、设施与设备、采购与验收、陈列与储存、销售管理、售后管理等内容。

三、中药材生产质量管理规范

我国《中药材生产质量管理规范(试行)》,于2002年6月1日起正式实施。2017年10月25日,国家药品监督管理局依据《中华人民共和国药品管理法》和《中华人民共和国中医药法》组织起草了《中药材生产质量管理规范(修订稿)》,并向社会公开征求意见。2022年3月17日,国家药监局、农业农村部、国家林草局、国家中医药局研究制定的《中药材生产质量管理规范》(以下简称《规范》)正式发布实施。

《规范》全文共14章144条,包含质量管理、基地选址、种子种苗或其他繁殖材料、种植与养殖、采收与产地加工、质量检验等章节,适用于中药材生产企业全过程管理,是中药材规范化生产和管理的基本要求。《规范》的发布和实施,有利于推进中药材规范化生产,加强中药材质量控制,促进中药产业高质量发展。《规范》对中药材生产企业的质量管理提出了系统的要求,即企业应当加强质量管理,明确影响中药材质量关键环节的管理要求,建立有效的生产基地单元监督管理机制,配备与生产基地相适应的人员、设施、设备,明确中药材生产批次,建立中药材质量追溯体系,制定主要环节生产技术规程,制定不低于现行标准的中药材质量标准,制定中药材种子种苗或其他繁殖材料标准。《规范》要求对中药材生产企业质量控制实行"六统一",即统一规划生产基地;统一供应种子种苗或其他繁殖材料;统一化肥、农药等投入品管理;统一种植或者养殖技术规程;统一采购与产地加工技术规程;统一包装与贮存技术规程。

第五节 药学职业道德

药学职业活动关系到公众的生命健康,药师的职业道德关系到现代药学事业的发展,因此加强药师职业道德建设应作为药师队伍建设的一项重要任务贯穿于整个药学教育。良好的药学职业活动应坚持"提高药品质量,保证药品安全有效,实行社会主义人道主义,全心全意为人民服务"的基本原则,为公众提供安全、有效、经济、合理的优质药品和药学服务。药师职业道德反映了药事组织的社会责任,体现在药品研发、生产、经营、使用、价格、广告、药品检验等过程中。

一、药学职业道德规范

药学职业道德基本原则是从事药品研究、生产、经营、使用和监督管理的药学人员在药学领域实践中应遵循的指导原则。药学职业道德的基本原则应是以病人为中心,为人民群众防病治病提供安全、有效、经济、合理的优质药品和药学服务。药学职业道德规范的基本内容包括:文明礼貌,遵循社会公德;慎言守密,对工作、对事业极端负责;爱岗敬业,对技术精益求精;团结协作,共同为人民健康服务;坚持社会效益和经济效益并重;遵纪守法,廉洁奉公。药学职业道德规范是判断药师、药学技术人员行为的标准,是药师、药学技术人员在药事实践中形成的职业操守和行为规范。

药学职业道德规范的具体内容有:

1. **药学工作人员对服务对象的职业道德规范**　仁爱救人,文明服务;严谨治学,理明术精;济世为怀,清廉正派。

2. **药学工作人员对社会的职业道德规范**　坚持公益原则,维护人类健康;宣传医药知识,保证公众合理用药。

3. **药学工作者间的职业道德规范**　谦虚谨慎,团结协作;勇于探索创新,献身医药事业。

二、药师的职业道德准则

药师的职业道德是调节和正确处理药师与患者或服务对象之间、药师与社会之间以及药师之间的行为规范的总和。药师对人们的健康和生命起着特殊的作用。因此,为了保证患者的健康和生命安全,需要有高尚道德水准的药师。药师职业道德准则的基本内容包括3个方面:

1. **对药师自身的责任**　爱岗敬业,尽职尽责;认真负责,实事求是;尊重科学,精益求精;不为名利,廉洁正直。

2. **对病人、社会的责任**　保证质量,满足需求;关爱病人,热忱服务;一视同仁,平等对待;尊重人格,保护隐私。

3. **药师之间的关系**　相互尊重,平等相待;团结协作,紧密配合;相互关心,维护集体荣誉;共同努力,发展药学科学。

三、中国执业药师职业道德准则

执业药师在遵守一般性的药学职业道德规范和药师职业道德准则的基础上,还应遵守与自己的职业活动有关的更具体的道德准则。中国药师协会制定了《中国执业药师道德准则》,并发布了《中国执业药师职业道德准则适用指导》,具体内容如下:

1. **救死扶伤,不辱使命**　执业药师应当将患者及公众的身体健康和生命安全放在首位,以自己的专业知识、技能和良知,尽心、尽职、尽责为患者及公众提供药品和药学服务。

2. **尊重患者,平等相待**　执业药师应当尊重患者或消费者的价值观、知情权、自主权、隐私权,对待患者或消费者应不分年龄、性别、民族、信仰、职业、地位、贫富,一视同仁。

3. **依法执业,质量第一**　执业药师应当遵守药品管理法律、法规,恪守职业道德,依法独立执业,确保药品质量和药学服务质量,科学指导用药,保证公众用药安全、有效、经济、适当。

4. **进德修业,珍视声誉**　执业药师应当不断学习新知识、新技术,加强道德修养,提高专业水平和执业能力。

5. **知荣明耻,政治清廉**　自觉抵制不道德行为和违法行为,努力维护职业声誉。

6. **尊重同人,密切协作**　执业药师应当与同人和医护人员相互理解,相互信任,以诚相待,密切配合,建立和谐工作关系,共同为药学事业的发展和人类的健康奉献力量。

课程思政

人民健康至上　坚持制度自信

2019年第十三届全国人民代表大会常务委员会第十一次会议表决通过了《中华人民共和国疫苗管理法》，这是我国首次就疫苗管理单独立法，实现疫苗全生命周期实行"最严格"管理。2022年中国疫苗国家监管体系通过WHO评估，这不仅意味着中国拥有稳定、运行良好且完整统一的监管体系，能确保在中国生产、进口或流通的疫苗质量可控、安全、有效，也是我国疫苗出口全球的重要基础。这一行为不仅有利于引导学生思考药品安全立法如何体现"人民健康至上"的执政理念，也有利于引导学生坚持制度自信，帮助他们更好理解中国药品监管体系从"跟跑"到"领跑"的跨越式发展，启发学生理解中国特色的科学监管道路。

附录　药学类专业概述

附录一　中药学专业

中药学是一门以中医药理论为指导,研究中药来源、炮制、性能、配伍、用法等基础理论与应用的综合性学科。承载着数千年的中医药传统文化和知识,也是中医药文化传承的重要载体。

中药学专业结合中医药传统知识和现代科学技术,对中药的成分、药效等方面进行深入研究,能够为中医药的科学化和标准化奠定基础。随着人们健康意识的提高和健康需求的增加,中药及其相关产业得到了快速发展。中药学专业能够为这一产业提供相关的专业人才和技术支持。

中药学专业的知识和技能不仅对人类健康具有重要作用,同时对促进文化产业和经济的发展具有积极影响。随着中医药文化的国际传播,中药学专业人才也有更多的机会参与国际交流和合作。

可见,中药学专业的重要性不仅体现在其对传统文化的传承上,更体现在其对社会健康、科学研究、产业发展以及国际交流等方面的贡献。随着科技的进步和社会的发展,中药学专业的重要性将会越来越被社会所认可。

一、历史沿革与专业内涵

(一) 历史沿革

河南中医药大学的中药学专业是该校的重点和特色专业之一。该专业具有深厚的教育底蕴和优秀的教学传统。自 1959 年开设以来,中药学专业一直是国内中医药教育领域的佼佼者。中药学专业是学校第一批本科招生专业,国家级一流本科专业建设点,国家级专业综合改革试点,国家级特色专业。

(二) 中药学专业的内涵

中药学专业是研究中医药学基础理论、中药材、中药制剂、中药应用及其相关领域的学科。涵盖了中药的来源、采集、加工、鉴定、药效分析、临床应用等多个方面内容。学生在本专业学习中,通过学习探讨中药作用及其发展历史等内容,结合现代科学技术,能够提高对中药学领域的科学性认识及实践应用能力。

专业课程设置主要包括中医学基础、中药学、中药化学、中药鉴定学、中药药剂学、中药炮制学等核心课程。随着现代药物学和生物科技的发展,相关课程还涉及药物分析、生物技术、药理学等领域。

中药学专业的学生不仅要掌握丰富的专业知识,还需具备实际操作技能。此外,还应对国家有关药事管理的法规和政策,以及中药在国内外市场的发展趋势有所了解,为将来的职业发展打下坚实的基础。

此外,随着健康观念的转变和中医药的国际化,中药学专业人才在国内外市场上的需求日益增长,为中药学专业人才的职业发展提供了广阔的空间。

二、专业定位

坚持育人中心,立足河南,面向国内外;服务中医药和大健康产业发展;培养具备中药学基本理论、基本知识和基本技能,以及中医学、药学等方面的知识和能力的高级专业人才。毕业生能够在中药生产、检验、流通、使用等领域从事中药分析、鉴定、炮制、制剂生产、指导合理用药等方面的工作。成为中药分析、中药制剂、药剂、药品质量检验、药事管理等领域科技人员及行业专家。

三、毕业生应达到的基本要求

(一)培养目标

本专业培养的毕业生应适应社会主义现代化建设和中医药事业发展需要,具备中药学基础理论、基本知识、基本技能,掌握一定的人文社会科学、自然科学知识,具有良好思想道德、职业素质、创新创业意识和社会服务能力。他们需要掌握相应的科学方法,具有自主学习和终身学习的能力;具备中医药思维和中国传统文化知识,具有传承传统中药学理论与技术的能力;能够从事中药生产、检验及药学服务等方面工作,并在中药教育、研究、管理、流通、国际交流及文化传播等行业具备发展潜能。

(二)思想品德与职业素质目标

(1) 具有正确的世界观、人生观和价值观,具有爱国主义、集体主义精神,身心健康,诚实守信,志愿为人类的健康工作服务。

(2) 热爱中医药事业,弘扬中医药文化,熟知中药在"预防、治疗、康复、保健"一体化的大健康医疗模式中的重要地位。

(3) 养成依法工作的观念,能以国家各项医药管理法规和行业准则规范自己的职业行为。

(4) 树立终身学习的理念,具有自主学习能力。

(5) 具有实事求是的科学态度。

(6) 具有批判性思维、创新精神和创业意识。

(7) 尊重他人,具有团队合作精神。

(三)知识目标

(1) 掌握与中药学相关的自然科学、生命科学、人文社会科学基本知识和科学方法,能用于指导未来的学习和实践。

(2) 熟悉与中药学类专业相关的学科发展动态和前沿信息;掌握药事管理法律和法规,熟悉医药行业的发展方针、政策。

(3) 掌握中医基础理论、中药药性理论和中药用药基本规律；掌握中药药效物质基础及其作用机制的基本知识，了解其对中药研究、生产及质量评价的意义。

(4) 掌握中药生产过程、中药检验及质量评价的基本理论和基础知识；熟悉中药储藏、养护的基本知识。

(5) 掌握药学服务的基本知识，熟悉药学服务的基本内容。

(6) 熟悉中国优秀传统文化的哲学、文学、史学等内容。

(四) 能力目标

(1) 具有运用综合理论知识解决中药生产与应用中存在的实际问题的基本能力，以及运用现代科学技术与方法进行科学研究的基本能力。具有创新创业的基本能力。

(2) 具有利用图书资料和现代信息技术获取国内外新知识、新信息的能力，具有阅读中医药传统文献和使用一门外语阅读相关文献的能力。

(3) 具有运用中医药思维，表达、传承中药学理论与技术的能力。

(4) 具有从事中药生产工作、正确评价中药质量、从事药学服务工作的基本能力。具有运用现代科学技术与方法进行中药学科学研究的基本能力。

(5) 具有与用药对象、医药行业人员进行交流沟通的能力；具有团结协作的能力。

四、课程设置

(一) 主干学科

中药学、中医学、化学。

(二) 主要课程

1. **基础课程**　主要包括基础化学(无机化学、有机化学、分析化学、物理化学)、解剖生理学、微生物学、免疫学、生物化学、药理学、药用植物学、中医学基础、中医诊断学等课程，以及包含这些内容的整合课程。

2. **专业课程**　主要包括中药古典文献、临床中药学、方剂学、中药化学、中药药理学、中药鉴定学、中药炮制学、中药药剂学、中药分析、药事管理学等课程，以及包含这些内容的整合课程。

3. **实践环节**　主要包括实验、实训、实习、社会实践、毕业论文(设计)。

五、专业就业前景

中药学专业主要研究中医药基本理论、基本知识和基本技能，培养具备中医药知识与技能方面的专业人才。中药学专业毕业生可在多个领域找到适合自己的工作岗位，其就业前景广阔。

1. **医药类企业**　在制药厂或医药公司，中药学专业毕业生可以从事科研、制剂、产品开发和销售工作，并可以参与中药新药的研发，或对传统中药进行现代化改良。

2. **医疗机构**　在各级医院，中药学专业毕业生可以担任临床中药执业药师，从事临床治疗相关工作。此外，还可以在中医科、康复科等部门提供专业的中医药服务。

3. **教育与科研机构**　在各级中医药院校或研究机构，中药学专业毕业生可以从事教学和科研工作，为中医药的传承和创新做出贡献。

4. **保健品和食品行业**　随着健康理念的普及，越来越多的保健品和食品企业开始注重产品的中医药效用，中药学专业毕业生可以在这类企业中从事产品开发、质量控制等方面的工作。

5. **国外市场** 中药学专业的毕业生有机会在国际市场发挥作用,将中医药推广到世界各地。日本、朝鲜以及东南亚国家对中药的研究和应用日趋广泛,西方国家对替代医疗的兴趣上升,中药学专业毕业生有望在这些地区找到工作机会。

总体来看,随着中医药事业的发展和国家对传统文化传承的重视,中药学专业的毕业生就业前景广阔。

附录二 中药资源与开发专业

中药资源是中医治病、中药制药的物质基础。中药的原料生产,是中医药产业的第一生产车间,其供给数量和质量直接关系到医药保健事业与制药工业的发展。随着医药卫生与中药制药工业的迅速发展,中药材的需求量日益增加。但是,由于野生药用资源的盲目采挖与破坏、生态环境的过度开发,一些宝贵的中药材资源日趋枯竭,有的种类濒临灭绝。此外,中药材的质量不稳定,品种混乱,制约了中药产品的水平。尽管有些药用动植物成功实现人工驯化或人工培育,但缺乏良种选育;大宗中药材品种栽培技术的研究和推广不够;生产管理粗放;单产低、质量差的现象较为普遍。国家对珍贵的种质资源保护和优质中药材的引种和栽培还缺乏统一的组织和协调管理;对一些珍稀濒危药材的代用品研究比较薄弱,对道地药材的研究和开发还不充分。此外中药材的病虫害防控技术薄弱,农药残留污染问题还比较严重;野生药材资源的人工养育和管理缺乏研究。随着中药材生产质量管理规范、药品生产质量管理规范等制度的推进和实施,我国中药材规范化生产、中药资源的可持续利用等被提到新的水平,中药资源在国民经济和人类健康事业中的重要性和迫切性更加凸显。

中药资源的开发和利用是多方面、多层次的,其中以中药新药开发为中心并进行其他多品种的开发,包括天然植物提取物、保健品、饮料、化妆品、调味品、色素、甜味剂、香精香料、油料、花粉蜜源、食品添加剂、天然杀虫剂等品种的开发。我国目前还缺乏知识面丰富,掌握中药基本理论和实验技能,能够进行中药新药综合开发利用研究的专门人才。目前在中医药企事业单位中从事中药资源与开发工作的人员,有的是药学相关专业毕业的,有的是农学专业毕业的,他们或缺乏中药基础理论相关知识,或缺乏中药资源开发知识和实践能力。中医药企事业单位需要既懂中药资源及其生产栽培技术,又懂新药开发和中药资源综合开发利用知识,并能熟练掌握实验技能和生产操作技能的新的复合型中药资源与开发的专业人才,因此中药资源与开发专业应运而生。

一、历史沿革与专业内涵

(一) 历史沿革

河南中医药大学中药资源与开发专业设置于 2011 年,2012 年开始招生。2020 年获批河南省一流专业建设点,2021 年获批国家级一流专业建设点。

(二) 中药资源与开发专业的内涵

中药资源与开发专业涉及两方面内容,一是中药资源的保护,二是中药资源的合理利用。中药资源既包括与中药生产、销售、使用相关的天然来源物质、中药材、中成药,也包括中药相关的知识、技术、信息、观念等。现在的中药资源概念主要指植物药资源、动物药资源以及矿物药资源。植物药资源和动物药资源合称为生物药资源。生物药资源包括栽培和饲养的人工资源,利用生物技术繁殖的动植物个体和产生的活性有效物质。也就是说,中药资源的一般概念还是指中药的自然属性。

中药资源也分为可再生资源和不可再生资源。生物药资源属于可再生资源,非生物药资源即矿物药资源属于不可再生资源。中药资源与开发专业的内涵是通过研究获得并传授保护和合理利用中药资源的知识与技术,目的是保证中药资源的质量,实现中药资源的可持续利用。

本专业的主要任务是要研究中药种质资源、再生生物药资源,分析中药质量,综合开发中药资源,制定相关的法规政策和策划购销策略。种质资源也称遗传资源、品种资源或基因资源。中药种质资源是保证中药材质量的关键和源头,决定中药产业能否可持续发展。研究中药各种种质资源的特征与保存方法才能确保中药材的来源正统并实现可持续利用,也为创造新资源奠定基础。占中药资源比例较大的生物药资源大多处于濒危的状态,即使有些品种不存在繁殖困难的问题,但由于野生资源枯竭、栽培利润降低等原因也面临着资源性濒危。所以研究各种生物资源的再生技术以保障中药资源的可持续利用尤其重要。保证中药材质量也是本专业的中心任务,种质资源的研究是为中药质量服务,再生方法的研究也是以保证质量为重点。保护中药资源的最终目的是要利用资源为人类服务,如将中药资源开发成各种产品供人使用。利用中药资源能开发的产品有药品、保健品、饮料、调味品、色素、甜味剂、香料、化妆品、酒、油料、树胶农药、驱避剂、饲料、观赏品、多种微量元素制品等。

二、专业定位

坚持育人中心,立足河南,面向全国;服务中医药和大健康产业;适应中药资源可持续利用和中药产业可持续发展;树立保护资源与环境意识,强化中药资源开发与利用能力;培养在中药资源的调查、鉴定、生产、保护、管理、开发、利用等方面工作的高素质专门人才。

三、毕业生应达到的基本要求

(一) 培养目标

中药资源与开发专业归属中药学类专业,中药学类专业培养适应社会主义现代化建设和中医药事业发展需要,具备中药学基础理论、基本知识、基本技能,掌握一定的人文社会科学、自然科学知识,具有良好思想道德、职业素质、创新创业意识和社会服务能力,掌握相应的科学方法,具有自主学习和终身学习的能力,达到知识、能力、素质协调发展的毕业生。

此外,该专业毕业生还应能够从事中药资源的调查、鉴定、生产、保护、管理、开发、利用等方面工作。

(二) 思想品德与职业素质目标

(1) 具有正确的世界观、人生观和价值观,具有爱国主义、集体主义精神,身心健康,诚实守信,志愿为人类的健康工作服务。

(2) 热爱中医药事业,弘扬中医药文化,熟知中药在"预防、治疗、康复、保健"一体化大健康医疗模式中的重要地位。

(3) 养成依法工作的观念,能以国家各项医药管理法规和行业准则规范自己的职业行为。

(4) 树立终身学习的理念,具有自主学习能力。

(5) 具有实事求是的科学态度。

(6) 具有批判性思维、创新精神和创业意识。

(7) 尊重他人,具有团队合作精神。

(8) 具有保护资源与环境的意识,维护生物多样性和生态平衡,致力于中药资源综合利用和中药新资源发现,将中药资源可持续利用和中药产业可持续发展作为自己的职业责任。

(三) 知识目标

(1) 掌握与中药学相关的自然科学、生命科学、人文社会科学基本知识和科学方法,并能用于指导未来的学习和实践。

(2) 熟悉中药学类专业的学科发展动态和前沿信息。

(3) 掌握药事管理法律和法规,熟悉医药行业的发展方针、政策。

(4) 掌握中药资源调查的基本知识。

(5) 掌握中药资源中可利用物质的种类、存在状态、分布规律及利用途径等基本知识。

(6) 掌握中药种质保存、引种驯化的基本理论和知识。

(7) 掌握中药新资源开发和中药资源综合利用的基本知识。

(8) 掌握中药资源保护和经营管理方面的基本知识。

(四) 能力目标

(1) 具有运用综合理论知识解决中药生产与应用中存在的实际问题的基本能力,掌握运用现代科学技术与方法进行科学研究的基本能力。

(2) 具有利用图书资料和现代信息技术获取国内外新知识、新信息的能力,具有阅读中医药传统文献和使用一门外语阅读相关文献的能力。

(3) 具有创新创业的基本能力。

(4) 具有中药资源的调查、开发、利用、保护、质量评价的基本能力。

(5) 掌握中药材的引种驯化和规范化生产的基本技能。

(6) 具有中药资源综合开发与利用等方面的基本能力。

四、课程设置

(一) 主干学科

中药学、生物学。

(二) 主要课程

1. **基础课程** 主要包括基础化学(无机化学、有机化学、分析化学、物理化学)、植物生理学、药用植物学、药用植物生态学、中医学基础、临床中药学等课程,以及包含这些内容的整合课程。

2. **专业课程** 主要包括药用植物栽培学、中药药理学、中药化学、中药生物技术、中药资源学、中药鉴定学、中药质量分析、中药材加工与炮制学、中药药剂学、中药资源综合利用与产品开发、药事管理学等课程,以及包含这些内容的整合课程。

3. **实践环节** 主要包括实验、实训、实习、社会实践、毕业论文(设计)。

五、专业就业前景

中药资源与开发专业培养掌握中药学与中药资源学的基本理论、基本知识和基本技能,能够在各类中药和中药资源研究开发机构、高等院校、制药企业、流通领域及行政管理部门等单位从事中药资源调查、开发、科学研究、综合利用、生产加工、质量监控、营销与管理的高级中药资源学专门人才。

中药资源与开发专业学生毕业后可从事中药资源调查、中药材栽培、中药材鉴定、中药原料采购、中药新药研究开发、中药资源的综合开发和合理利用等方面的工作。

附录三 中药制药专业

中药制药专业是一个集中医药理论、制药工程技术、药物生产工艺设计于一体的综合性专业。本专业培养适应中医药事业发展需要的,具有比较全面的中医药知识结构,能够掌握中药制药的基本原理、生产工艺及基本知识,能够从事中药成药研制、生产和工艺设计、生产管理、质量控制等工作,具备良好职业道德和职业素质,富有创新意识的中药制药专门人才。中药制药专业的特色在于其学科交叉融合的性质,该专业将中医药理论与现代制药技术相结合。这种交叉融合使得该专业的学生具备更广泛的知识面和较强的综合能力。同时,该专业注重传统文化的传承与现代科学的创新,从而适应中药制药产业的发展需求。通过该专业的学习,学生将掌握中医药理论和现代制药技术,具备实践创新能力和广阔的就业前景。

一、历史沿革与专业内涵

(一)历史沿革

河南中医药大学中药制药专业设置于1993年,1994年开始招生。2021年获批河南省一流专业建设点。

(二)中药制药专业的内涵

中药制药专业是一个集中医药理论、制药工程技术、药物生产工艺设计于一体的综合性专业,主要涉及药理学、药剂学、中药分析和制药工程等方面的基本知识和技能的学习与实践。该专业的学生将深入研究中药材的加工、中药新药的研发、中药药物的制备、中药制剂的生产、药品质量评价以及药物的有效性与安全性评价等。此外,学生还将掌握制药的工程技术与药物的生产工艺设计,对药物生产常用设备的结构、使用和日常维护有一定的了解,并能分析、解决生产中出现的简单问题。中药制药专业的学生还需要熟悉营销理论与药事管理法规,并紧跟中药药物新剂型、新工艺、新技术和新设备的最新发展动态。

中药制药专业具有以下专业特色与优势：①学科交叉融合：中药制药专业是中药学、工程学、生物学以及化学的交叉融合，通过学科渗透形成独特的交叉性专业。这种多学科交叉的特点使得学生能够具备更广泛的知识面和更强的综合能力。②理论与实践并重：该专业不仅注重理论知识的教学，还强调实践技能的培养。通过实验、实训、实习等实践教学环节，学生能够更好地掌握制药工程技术和药物生产工艺设计。③传统文化与现代科学结合：中药制药专业在中医药理论指导下进行教学与实践，培养学生的传统文化底蕴和中医药思维，同时与现代化新工科专业相结合，不断守正创新。

二、专业定位

中药制药专业的专业定位主要体现在以下几个方面：

1. **学科交叉融合的定位** 中药制药专业是中药学、工程学、生物学以及化学的交叉融合，旨在培养具有多学科知识和技能的复合型人才。这种定位使得该专业的学生能够在掌握中医药理论的基础上，具备现代制药工程技术的实践能力。

2. **传统与现代相结合的定位** 该专业既注重传承和弘扬中医药的传统文化和理论，又紧密结合现代科学技术的发展，致力于培养能够适应现代中药制药产业发展需求的高素质人才。这种定位要求学生在学习中既要深入挖掘中医药的精髓，又要关注现代制药技术的最新进展。

3. **实践与创新并重的定位** 中药制药专业注重实践教学和创新能力的培养。通过实验教学、实训课程、实习实践等环节，使学生能够熟练掌握中药制药的基本技能和工艺流程，并具备解决实际问题的能力。同时，该专业还鼓励学生进行科技创新和研发，以培养具有创新精神和创业能力的高素质人才。

4. **服务中药产业发展的定位** 中药制药专业紧密围绕中药产业的发展需求进行专业定位。该专业的学生将学习中药材的栽培、加工、炮制、检测、制剂生产等全过程的知识和技能，旨在培养能够服务于中药产业链各个环节的高素质人才，推动中药产业的持续发展和创新。

综上所述，中药制药专业的专业定位是一个集传统与现代、理论与实践、学科交叉与服务产业于一体的综合性定位，旨在培养具有中医药理论基础、现代制药工程技术实践能力和创新精神的高素质人才，以满足中药产业的发展需求。

三、毕业生应达到的基本要求

（一）培养目标

中药制药专业归属中药学类专业，中药学类专业培养适应社会主义现代化建设和中医药事业发展需要，具备中药学基础理论、基本知识、基本技能，掌握一定的人文社会科学、自然科学知识，具有良好思想道德、职业素质、创新创业意识和社会服务能力，掌握相应的科学方法，具有自主学习和终身学习的能力，达到知识、能力、素质协调发展的毕业生。

此外，中药制药专业毕业生还应能够从事中药制备、中药新剂型与新辅料研究、中药制药工艺与工程设计、中药生产过程质量控制和管理等方面的工作。

（二）思想品德与职业素质目标

（1）具有正确的世界观、人生观和价值观，具有爱国主义、集体主义精神，身心健康，诚实守信，志愿为人类的健康工作服务。

(2) 热爱中医药事业,弘扬中医药文化,熟知中药在"预防、治疗、康复、保健"一体化大健康医疗模式中的重要地位。

(3) 养成依法工作的观念,能以国家各项医药管理法规和行业准则规范自己的职业行为。

(4) 树立终身学习的理念,具有自主学习能力。

(5) 具有实事求是的科学态度。

(6) 具有批判性思维、创新精神和创业意识。

(7) 尊重他人,具有团队合作精神。

(8) 具有良好的质量意识、环保意识和用药安全意识,致力于中药制备、中药制剂工艺与工程设计、中药生产过程质量控制,将为人类健康制备安全有效的中药产品作为自己的职业责任。

(三) 知识目标

(1) 掌握与中药学相关的自然科学、生命科学、人文社会科学基本知识和科学方法,并能用于指导未来的学习和实践。

(2) 熟悉中药学类专业的相关学科发展动态和前沿信息。

(3) 掌握药事管理法律和法规,熟悉医药行业的发展方针、政策。

(4) 掌握中药药物制备的基本理论和基本知识。

(5) 掌握中药药品生产的工艺流程、工程设计和生产设备的基本原理。

(6) 掌握药品生产质量管理规范的基本知识。

(7) 掌握中药药品生产过程质量控制的基本原理和基本知识。

(8) 掌握现代中药研究与开发的基本知识。

(四) 能力目标

(1) 具有运用综合理论知识,解决中药生产与应用中出现的实际问题的基本能力,掌握运用现代科学技术与方法进行科学研究的基本能力。

(2) 具有利用图书资料和现代信息技术获取国内外新知识、新信息的能力,具有阅读中医药传统文献和使用一门外语阅读相关文献的能力。

(3) 具有创新创业的基本能力。

(4) 具有中药药物制备的基本能力。

(5) 具有中药药品生产工艺流程和工程设计的基本能力。

(6) 具有中药药品生产过程质量控制和管理的基本能力。

(7) 掌握中药研究与开发的基本技能。

四、课程设置

(一) 主干学科

中药学、化学、化学工程与技术。

(二) 主要课程

1. **基础课程** 主要包括中医学基础、临床中药学、基础化学(无机化学、有机化学、分析化学、物理化学)、化工原理、工程制图、中药化学等课程,以及包含这些内容的整合课程。

2. **专业课程** 主要包括中药炮制学、中药药剂学、药用高分子材料学、中药分析、中药制药分离工程、中药制药工艺学、中药制药设备和车间设计、药品生产质量管理规范等课程,以及包含这些内容的整合课程。

3. **实践环节**　主要包括实验、实训、实习、毕业论文(设计)、社会实践。

五、专业就业前景

随着中医药事业的不断发展,中药制药专业拥有着广阔的就业前景。毕业生可在中药类企业从事中药加工炮制、中药检测、制剂生产、中药药物制备、质量监管、中药商品购销和管理等工作;也可在医疗机构从事中药配药、中药鉴定、中药新药研发等工作。此外,该专业毕业生还可选择继续深造,攻读药学、医学、生命科学、生物技术等相关专业的硕士学位。

附录四　药 学 专 业

健康是人类社会生存发展的永恒主题。人类通过长期生产、生活积累了大量的实践经验,从有意识地辨别、选择食物,到药物产生。再到后来,人类屡经天灾、战乱和瘟疫,却一次次转危为安,使得种族不断繁衍,文明得以传承与发展,这一过程药物发挥了不可替代的作用。从草药到天然药物,从化疗药到靶向药,药学的发展经历了从古代到现代,从混沌到清晰、从经验到科学的发展历程。

药学是一门系统地研究药物的学科,包括对药物的来源、炮制、性状、作用、分析、鉴定、调配、生产、保管的和发现(包括合成)新药等。其主要任务是不断发现、改善和提高药物的质量和疗效,以最小的不良反应和毒副作用治疗或治愈疾病。天然产物中先导化合物的发现与修饰,药物成品的大规模合成与生产,到药物在人体中的吸收、起效、代谢,都属于药学的研究范畴。它与其他科学一样,来源于人类的社会实践和物质生活需要。

一、历史沿革与专业内涵

(一) 历史沿革

河南中医药大学药学专业始建于2001年,为我校优势专业。2010年被评为省级特色专业建设点,2013年被评为省级专业综合改革试点,2020年被评为省级一流专业,2021年被评为国家级一流专业。

(二) 药学专业的内涵

近年来,作为保障人们生命健康与生活质量的医药事业得到了迅速发展,在国民经济的发展中占据着十分重要的地位,同时医药事业也是构建社会主义和谐社会的重要内容。现代药学学科是以化学、生命科学、医学等相关学科为基础的一门综合性学科,随着生命科学和生物技术的迅速发展,分子生物学、分子药理学、功能基因组、蛋白质科学、理论和结构生物学、信息和计算机科学等学科与药学学科的交叉、渗透与结合日益加强,药学也细分出多个子学科,如药物化学、药理学、药剂学、药物分析学等。这些子学科的建立和发展,使得药学研究更加深入和专业。

药学专业的内涵是研究新药及其制剂、阐明药物作用机理、研究药物制备工艺、制定药品的质量标准、控制药品质量、开拓医药市场、规范药品管理、提供药品保障、生产药品、销售药品、进行药学服务等。本专业的研究内容包括药物新靶点的发现与确证,药物设计、筛选、制备或合成,药物剂型和制剂的设计、处方及工艺,质量控制,药物体内过程,药物作用机理与有效性、安全性、临床合理用药,药事管理、药物经济、药物信息、社会药学与伦理等。随着科技不断发展,一些新兴学科如基因组学、蛋白质组学、代谢组学、化学生物学、结构生物学、信息学、社会管理学等不断渗入到药学学科。多学科理论、技术的发展和交叉,有力地推动着药学学科的进步。

二、专业定位

坚持育人中心,立足河南,面向全国,走向世界;以社会需求为导向,培养适应药品生产、检验、流通、使用、研究与开发领域的快速发展,胜任临床合理用药、药品推广或药品生产和管理等药学相关岗位工作,具备良好的药事管理与法规知识,能够推动药品合理使用和安全管理的人才,使其成为"精通药事、懂法守规、善于营销"的应用型、复合型药学人才。

三、毕业生应达到的基本要求

(一)培养目标

药学专业培养适应我国医药事业发展需要,具有药学学科基本理论、基本知识和基本实验技能,具有良好的职业道德和人文素养,具备药品生产、检验、流通、使用、研究与开发及临床合理用药等方面的工作能力,能从事药物研究与开发、药品生产与管理、药物分析、医药经营及管理、药物临床应用和监督管理等方面工作的药学专业人才。

(二)思想品德与职业素质目标

(1) 树立科学的世界观、人生观和价值观,具有爱国主义和集体主义精神,愿为药学科学事业发展贡献力量。

(2) 认识到以人为本,以健康为本,树立一切执业活动围绕患者健康展开的工作职责,以确保生产、销售、配发、使用的药品安全、有效、经济、合理。

(3) 遵守行业道德,坚决制止生产、出售、使用假药、伪劣药物的行为。

(4) 坚持社会效益和经济效益并重的原则。有对技术精益求精的精神,对工作、事业负责。

(5) 尊重同仁,增强团队意识。树立终身学习观念,充分认识到不断自我完善和接受继续教育的重要性。

(6) 具有创新精神和敢于怀疑、敢于分析批判的精神,具有为新知识产生、新技能的发现做出贡献的意识。

(三)知识目标

(1) 掌握化学、生物科学、行为科学和社会科学的有关知识和方法,并用于指导未来的学习和药学实践。

(2) 掌握药物结构、性质与生物活性之间相关性的基础理论和基本知识。

(3) 掌握药效学和药物安全性评价等基本方法和技术,药理学的基本理论和基本实验技术、药物及其制剂的药理筛选方法;掌握临床合理用药的基本知识和能力。

(4)掌握药物鉴定、检查、含量测定和质量控制的原理、方法和技能;药物剂型的设计与制备的理论和方法;药物合成、天然药物提取、分离、纯化、鉴定的知识和方法。

(5)掌握药物经济学知识,并能应用于新药、新剂型研发,从而提高药品的经济效益和社会效益。

(6)熟悉现代医院药学管理模式即行政管理、业务管理、药品质量管理、药物不良反应、药品临床使用反馈信息管理等。掌握药事管理和药事管理法规的基本理论知识;掌握特殊药品的管理方法。

(7)熟练应用一门外语和计算机,掌握文献检索、资料查询的基本方法,了解现代药学的发展动态,具备初步科学研究的能力。

(四)能力目标

(1)掌握药材鉴定、中药活性成分提取、结构鉴定和药理活性筛选的基本技能。
(2)掌握药品化学合成、成分分析、药效学筛选、安全性评价的基本技能。
(3)掌握药物制剂的初步设计、分析和质量控制的基本操作技能。
(4)掌握 HPLC、GC 等精密仪器的基本操作技能,能对药物进行分离、纯化和分析。
(5)熟悉现代药学 GMP、GSP、GLP、GCP 管理体系。
(6)熟悉医药市场调研、药品开发和营销的基本技能。
(7)具备合理用药的宣传能力,与医患护交流的能力和协调沟通的能力。
(8)具有利用各种信息资源和信息技术进行自主学习与研究的能力。
(9)了解药品说明书,药学论文的撰写要求、原则和内容。

四、课程设置

(一)主干学科

化学、药学、生物学、基础医学。

(二)主要课程

1. **基础课程** 主要包括物理学、无机化学、有机化学、分析化学、物理化学、仪器分析、药理学、西医理论基础、生物化学、微生物学与免疫学、数理统计学、临床医学概论。

2. **专业课程** 主要包括药物化学、药物分析、药剂学、药事管理学、生药学、天然药物化学、药用植物学、临床药物治疗学,以及临床医学概论、现代给药系统专论、临床药物治疗学、新药研究与开发、药物合成基础等特色方向课。

3. **实践环节** 主要包括实验、实训、实习、毕业论文(设计)、社会实践。

五、专业就业前景

本专业培养具有药学学科基本理论、基本知识和基本实验技能,具有良好的职业道德和社会责任感,具有良好的科学素养,具备自主获取知识和应用知识的能力,能够在药学相关领域从事药物研究与开发、药物生产、药物质量控制、药物临床应用和监督管理等方面工作的药学专业人才。

药学专业学生毕业后能从事药学教育、药物研究与开发、药品生产、药品检验与质量控制、药品营销和药学服务等工作。

附录五　药物制剂专业

药物是能够用于治疗、预防或诊断人类疾病并能对机体生理功能产生影响的物质。药物在临床应用之前,都必须制成适合医疗预防应用并与一定给药途径相适应的形式,这种形式叫药物剂型,简称剂型。药物剂型对疗效产生的影响主要体现在改变药物作用速度、降低或消除原料药的毒副作用、改善患者的用药依从性、提高药物稳定性等方面。药物制剂简称制剂,是指剂型确定以后的具体药物品种,也可以定义为根据《中国药典》《卫生部药品标准》《制剂规范》等标准规定的处方,将药物加工成具有一定规格,可直接用于临床的药品。药物制剂是医药工业的最终产品,是药物、辅料、工艺、设备、技术的系统集成。随着生活水平的改善和提高,人们对生存质量和药品质量提出更高的要求,药物制剂专业的重要性将会更加凸显。

药物制剂专业的宗旨是制备安全、有效、稳定、使用方便的药物制剂。目前企事业单位需要既懂药物剂型开发研究、生产工艺和质量控制,又懂制药工程技术与制药设备使用的复合型应用技术人才。毕业生不但懂技术更要懂管理,也要掌握国家有关药政法规与政策精神,掌握国内外医药市场发展动态,不断提高制药企业管理水平。

一、历史沿革与专业内涵

(一) 历史沿革

河南中医药大学药物制剂专业,设置于 2000 年,2001 年开始招生。目前为河南省本科第一批次招生专业。2003 年获批硕士授予权,2020 年获批河南省一流专业建设点。

(二) 药物制剂专业的内涵

药物制剂专业是一门实践性、应用性、综合性很强的专业,它与制剂生产实践紧密结合。遵循优良的药品来源于设计,合格的药品是生产出来的理念,并将这种理念贯穿于药物制剂研究开发、生产的全过程。

本专业的主要任务包括以下几个方面。①药剂学基本理论的研究:指药物制剂的配制理论,例如,药物的溶解度与溶液的形成理论,表面活性剂的性质,物料的粉体性质对固体制剂的制备与质量的影响等。该理论为各种制剂的处方设计、制备方法、质量控制、合理应用打下坚实的基础。②基本药物剂型的研究:药剂工作者必须掌握各种剂型的外观特征、制备方法、质量控制、应用特点等方面的知识,为剂型选择、设计奠定基础。③新技术与新剂型的研发:现代研究表明,制剂手段可以达到高效低毒的临床效果。近年脂质体技术、纳米技术等,为新剂型研发和制剂质量的提高奠定了坚实的技术基础。④新型药用辅料研究:药用辅料指生产药品和调配处方时使用的赋形剂和附加剂,药用辅料是药物制剂的基础材料和重要组成部分,是保证药物制剂生产和发展的物质基础,在制剂剂型和生产中起着关键的作用。药用辅料除提高药物稳定性外,还具有增溶、助溶、缓控释等重要作用,是影响药品的质量、安全性和有效性的重要组分。⑤制剂机械和设备的研发:制剂机械和设备以及制药设备是制剂生产的重要工具,研发新型制药机械和设备,对发展新剂型和新制剂具有重要意义。

二、专业定位

坚持立足中原,面向全国,放眼世界;坚持立德树人,服务"健康中国"战略;培养具有扎实的药学、药物制剂的基础知识和基本技能,具备剂型及制剂设计、工艺技术设计、质量控制和技术改造等能力,能够从事药物制剂研发、生产、制备和质量控制等工作,德、智、体全面发展的研究型和应用型专业人才。

三、毕业生应达到的基本要求

(一)培养目标

药物制剂专业归属药学类专业,药物制剂专业培养适应我国现代制药行业发展需要,具备药物制剂的基础知识、基本理论和基本技能,具有良好思想道德、职业素质、创新能力,在药物制剂设计与制备、生产与应用领域从事药物制剂的研发、生产、质量控制、技术创新和应用等方面工作的高素质专门人才。

(二)思想品德与职业素质目标

(1)具有正确的世界观、人生观和价值观。具有爱国主义情怀、团队协作精神,身心健康,诚实守信。

(2)遵纪守法,依照国家各项医药领域的管理法规和行业准则规范自己的职业准则。将"做良心药、放心药"贯穿于学习始终。

(3)树立终身学习的理念,具有自主学习能力。

(4)具有批判性思维、创新精神和创业意识。

(5)具有严谨的科学态度,严肃认真,实事求是,遵守学术规范,恪守学术道德。

(三)知识目标

(1)掌握物理化学、药物化学、药物分析、药用高分子材料学、药剂学、药物制剂设备与车间工艺设计、生物药剂学与药物动力学等方面的基本理论和基础知识。

(2)掌握药物制剂的研究、剂型设计与改进以及药物制剂生产的工艺设计等技术。

(3)具有药物制剂的研究与开发、剂型的设计与改进和药物制剂生产工艺设计的初步能力。

(4)熟悉药事管理的相关法律、法规、政策。熟悉现代药物制剂技术及药品生产质量管理规范的发展动态。

(5)具有自主获取知识的能力,具有一定的创新意识和初步的科学研究能力以及综合运用理论知识解决实际问题的能力。

(6)掌握一门外语,能熟练阅读本专业的外文资料,掌握文献检索、资料查询和综述的基本方法。

(四)能力目标

1. **具有科学思维和创新能力** 学生能够掌握药学的基本原理,具有自主学习能力、知识的应用迁移能力、灵活开放的创新意识,具有探索能力和科研能力。

2. 具有解决复杂问题的能力　学生能够具有较强的药物制剂专业实践能力，能够综合运用所学的知识解决工作中的实际问题，具有遇到专业问题能自觉进行分析并解决问题的能力。

3. 具有团队协作的能力　学生能够在多学科背景下的团队中承担不同角色，准确表达个人观点，广泛进行信息交流，通过协商共同制订工作方案、实施工作计划、开展工作评价。

4. 具有利用图书资料和现代信息技术获取国内外新知识、新信息的能力，具有阅读文献和使用一门外语阅读相关文献的能力。

四、课程设置

（一）主干学科

化学、生物学、药学、医学。

（二）主要课程

1. **基础课程**　主要包括基础化学（无机化学、有机化学、物理化学、分析化学等）、生物化学、分子生物学、微生物学、人体解剖生理学等。

2. **专业课程**　主要包括药剂学、生物药剂学与药物动力学、药用高分子材料学、药物化学、药理学、药物分析等。

3. **实践环节**　主要包括实验、实训、实习、毕业论文（设计）、社会实践。

五、专业就业前景

药物制剂专业培养具有扎实的药学、药物制剂的基础知识和基本技能，具备剂型及制剂设计、工艺技术设计、质量控制和技术改造等能力，能够从事药物制剂研发、生产、制备和质量控制和管理等工作的研究型和应用型专业人才。

药物制剂专业学生毕业后可在药物制剂和制药技术相关领域从事产品研究开发、工艺设计、生产技术、质量控制与管理等方面工作。

附录六　制药工程专业

从远古时期神农尝百草，到明朝李时珍撰写《本草纲目》，再到近代英国科学家发现青霉素，制药工业在保障人民身体健康和促进社会可持续发展方面发挥着越来越重要的作用，并已成为推动国民经济发展的支柱产业和战略性新兴产业。随着人们生活水平的提高，国际社会对人类健康越来越重视，"药品"作为保证人类健康的最重要商品之一，受到越来越多的关注，社会对药的品种、质量、效果等提出了越来越高的要求，国家也加大了对制药业的准入审批和监管力度，对制药过程自动化、信息化、集成化以及智能制造等技术提出了新的要求，也给药品生产质量和质量监管提出了新的研究重点。目前制药工程已经发展成为包括化学制药、中药制药、生物制药在内的庞大体系。

制药工程是运用化学、药学（含中药学）、化学工程与技术、生物工程等相关学科的原理与方法，研究解决药品规范化生产过程中的工艺、工程与质量等问题的工学学科。1998年，教育部颁布了《普通高等学校本科专业目录》，原化学制药、生物制药(部分)、中药制药(部分)、制药工程专业合并调整为制药工程专业，属化工与制药类专业，现归属教育部高等学校药学类专业教学指导委员会管理。从学科分类上来讲，制药工程专业属于工学中的化工与制药类，专业偏实际生产，侧重于运用化学、中药、生物技术生产药品和研究药物的工业化制备过程，是将实验室研究成果转化为工业生产的科学和技术。制药工程专业既与传统化工、药学类专业有密切联系，又有本质区别，主要解决药品生产过程中的工程技术问题和药品生产质量管理规范问题等。

一、历史沿革与专业内涵

（一）历史沿革

河南中医药大学制药工程专业设置于2003年，2004年开始招生。2020年获批河南省一流专业建设点，2022年获批国家一流专业建设点。

（二）制药工程专业的内涵

制药工程专业是一门工程技术科学，主要解决药品生产过程中的工程技术问题和实施药品生产质量管理规范，从而实现药品的规模化生产和规范化管理。本专业是建立在药学(含中药学)、生物技术、化学和工程学基础上的交叉学科，旨在应用化学、生物技术、(中)药学、工程学及相关科学理论和技术手段解决药物制造的实践工程问题。这些实践工程问题包括药物研发及工艺放大、中药提取分离浓缩、制剂、制药生产过程控制、质量管理等方面。

本专业要求学生掌握化学、(中)药学、工程学等相关学科的基础知识与基本理论，熟练制药过程领域科学研究、技术开发、工程设计、生产管理的研究方法和技术手段；具有应用现代信息技术获取专业相关信息的基本能力，具备从事制药工程技术改造与创新、工艺工程设计与分析等解决复杂工程问题的基本能力，以及应对药品生产相关突发事件的基本能力；具有良好的职业道德、强烈的爱国精神、高度的社会责任感和团队协作组织管理能力，具有一定的国际化视野；具备良好的创新创业意识和开展创新创业实践活动的基本能力。

此外，制药工程专业紧跟产业技术前沿，着力构建面向区域经济发展的人才培养体系，以培养德智体美劳全面发展的高素质应用型人才为目标。

二、专业定位

河南是中医药大省，将中医药资源大省转变为制造大省、产品创新大省，加快推进中药智能制造、自动化、绿色生产，需要更多医药工程人才，这就对高校制药工程专业的培养体系和过程提出更高要求。基于学校中医药学科优势特色，该专业将"药"和"工"交叉融合，精耕细作制药工艺过程、制药设备、药品生产质量管理规范车间设计和生产中的实际问题。

制药工程专业旨在培养具备多学科知识结构，"厚基础、宽领域、重实践、求创新""中药、化药双重培养"的卓越制药工程师。该专业以培养具有中医药"工匠精神"特色的制药工程人才为核心，以创建适宜于中医药院校的制药工程本科教育体系为宗旨，注重中医药学科与工程学科的交叉和融合，创新专业建设、人才培养体系等，培养既具备药学与中药学基础知识，又能解决制药工程技术问题的制药工程专业人才，为我国医药工业相关单位输送具有中药制药工程特色、能解决药品生产工程技术和药品生产质量管理规范问题的高素质制药工程人才队伍，满足国家新兴战略性产业及大健康产业需求,服务经济建设。

三、毕业生应达到的基本要求

(一)培养目标

本专业培养适应社会主义现代化建设需要,适应国家医药经济与科技发展需求,掌握制药工程基本原理、专业技能和研究方法,具备自主获取知识和应用知识的能力,具备一定的国际视野和创新精神,厚基础、宽领域、具有创新精神和实践能力,德、智、体、美、劳等全面发展,致力于药物研制、技术开发、制药生产过程管理、药品应用研究、药学服务等领域的新工科背景下的制药工程人才。学生毕业后能够在医药、食品等相关过程工业领域从事技术开发、工艺工程设计、生产过程管理、药品应用研究和经营管理等方面工作。

(二)思想品德与职业素质目标

(1) 具有正确的世界观、人生观和价值观,具有爱国主义、集体主义精神,身心健康,诚实守信,志愿为人类的健康工作服务。

(2) 具有良好的职业道德、强烈的爱国精神、高度的社会责任意识和深厚的人文科学素养。

(3) 具有积极向上的精神品质、严谨求实的思想作风、互信互助的团队协作精神、开拓进取的创新意识等素质。

(4) 养成依法工作的观念,能以国家各项医药管理法规和行业准则规范自己的职业行为。

(5) 树立终身学习的理念,具有自主学习能力。

(6) 具有实事求是的科学态度。

(7) 具有质疑精神、批判性思维、创新精神和创业意识。

(8) 尊重他人,具有团队合作精神。

(三)知识目标

(1) 掌握化学、(中)药学、工程学等制药工程专业必备的相关基础学科基本知识和实验技能。

(2) 掌握药物化学、药物分离、制药工艺及生产、工业药剂学、制药设备、工程设计的基本理论、基本知识和基本技能。

(3) 具有一定的国际化视野,了解本专业领域科学新进展及相关学科新知识。

(4) 掌握药事管理法律和法规及实施方法技术,熟悉医药行业的发展方针、政策。

(四)能力目标

(1) 经过科学研究方法的初步训练,具有药品研制、药品分离纯化、药物生产工艺与质量控制、制药生产过程管理等能力。

(2) 具有运用现代信息技术、文献检索、大数据、人工智能等相关知识与技能分析处理本专业有关问题的能力。

(3) 具有较强的语言文字表达和沟通技能,初步的国际交流、促进职业发展的自主学习与终身学习的能力和一定的创新创业能力。

(4) 了解药事管理的法规、政策与药品生产质量管理规范实施方法、技术,熟悉药品生产流通过程,初步具有经济、管理和其他社会科学知识。

(5) 具有较强的自学能力并为接受专业继续教育奠定必要的专业基础。

四、课程设置

(一) 主干学科

化学、药学(含中药学)、化学工程与技术、生物工程。

(二) 主要课程

1. **基础课程**　主要包括高等数学、物理学、数理统计、基础化学(无机化学、有机化学、分析化学、物理化学)、生物化学、工程制图、化工原理、药理学等,以及包含这些内容的交叉整合课程。

2. **专业课程**　主要包括中医药学概论、(天然)药物化学、药物分析、工业药剂学、制药设备与车间设计、(中药)制药工程设计、中药炮制工程学、制药工艺学、制药分离工程、制药过程自动化与仪表、药品生产质量管理工程、制药过程安全与环保等,以及包含这些内容的整合课程。

3. **实践环节**　主要包括实验、实训、实习、毕业论文(设计)、社会实践。

五、专业就业前景

制药工程专业培养系统掌握制药工程的基本理论、基本知识和基本技能,具备自主获取知识和应用知识的能力,具备分析、解决复杂工程问题的能力以及创新创业能力,能够在医药及相关过程领域从事科学研究、技术开发、工艺与工程设计、应用研究、质量控制和经营管理等方面工作的高级制药工程人才。

制药工程专业学生毕业后可以继续攻读制药工程、药学专业、中药专业、生物与医药、药理学、药剂学、药事管理、化学工程等专业的硕士学位,也可到各种企事业单位从事中药、化学药、生物药物的研发、质控、生产、管理、经营等工作,或到设备制造单位从事制药设备的设计与开发、生产与制造、经营与服务等方面的工作。

附录七　生物工程专业

生物工程是利用生物学与工程学相结合的方法,按照人类需要设计和改造生物结构与功能,从而绿色、高效、经济地制造各种产品的新型学科,是生命科学从实验室研究通向工业生产的桥梁。生物工程产业包括生物医药、生物农业、生物能源、生物环保、生物制造等。随着以计算机人工智能、大数据处理、云计算、物联网为代表的先进工程制造业的不断发展,生命科学领域向基因组学、蛋白质组学、代谢组学、合成生物学等分子和单细胞水平的编辑和调控深入发展,生物工程逐渐与大数据、智能制造等信息工程、自动化工程、先进机械制造工程深入融合,在绿色制造、精准医学、新能源开发、资源再生等新产业、新领域发挥着不可替代的作用。生物工程产业从大规模制造转向按需制造、DIY制造,产品也从低端的氨基酸和抗生素向高附加值的疫苗、抗体等转变。生物工程产业的发展需要具备生物学与工程学基本知识、掌握生物产品大规模制造的科学原理,熟悉生物加工过程流程与工程设计等基础理论和技能的生物工程专业人才。

生物医药是战略新兴支柱产业领域之一,也是国家《"健康中国2030"规划纲要》重点规划发展领域。随着我国生物医药产业的迅速发展,人才短缺的困境也越来越严峻。上下游高端研发人才短缺是生物医药行业发展普遍面临的问题,严重制约和阻碍了我国生物医药产业从大到强的创新发展。生物工程专业秉承交叉融合、互惠发展、传承创新的思路,从标准体系构建、课程体系重构和创新人才培养等方面进行新工科专业改革和人才培养实践,本着"产出导向"的理念,依据"交叉创新型人才"培养的目标和毕业要求,设计形成了专业建设思路、培养方案、课程体系等,为全面培养具有家国情怀、勇攀高峰的生物医药创新人才打好基础。

一、历史沿革与专业内涵

(一)历史沿革

河南中医药大学生物工程专业设置于2012年,2013年开始招生。2020年获批河南省一流专业建设点。

(二)生物工程专业的内涵

生物工程是在工业尺度上利用生物体进行物质转化和生产的工程学科,是生命科学的工程应用。现代生物工程的发展深受生物学和工程学两门学科的影响,两门学科的交叉融合是生物工程诞生和发展的主要推动力,也组成了生物工程专业传统的内在知识结构。这个知识结构具有生物学和工程学相结合的特点,除物理和数学之外,基础课程主要由化学化工类课程和生物类课程构成,专业课程由微生物学等核心专业课程组成,工程学教育由"高等数学—大学物理—物理化学—化工原理—生物反应工程—发酵工程—分离工程—生物工程设备—毕业实习—毕业设计"这条主线构成,内在逻辑环环相扣,工程知识、工程实验和工程设计相辅相成。

河南中医药大学生物工程专业发挥其在中药天然产物研发方向的特长,凭借河南省道地药材资源、特有药用植物资源的地域优势,建立教学与科研良性互动、协调发展的机制,形成了产、学、研、用紧密结合的鲜明特色。该专业培养具有良好的人文素养和扎实的自然科学基本理论知识,有较强的生物制药理论基础与实践技能,了解学科和产业发展趋势,能在生物医药、生物制品及相关领域从事研发、生产、质控等工作,并具有一定营销、管理等知识的现代生命科学与生物医药产业亟需的高层次人才。毕业生可在生物制药、天然药物、农用生物制品、制药设备等生物医药领域的企事业单位从事与生物制药相关的科学研究和教学、技术开发、质量控制、产品营销、企业管理等方面的工作。

二、专业定位

坚持育人中心,立足河南,面向全国;服务中医药和大健康产业;适应新时代中药产业发展;培养在生物工程领域从事设计、生产、管理和新技术研究、新产品开发的高素质专门人才。

三、毕业生应达到的基本要求

(一)培养目标

生物工程专业归属生物工程类专业,生物工程类专业的培养目标是通过教育教学活动培养德、智、体、美、劳全面发展,具有健全的人格,正确的世界观、人生观和价值观,具备良好的人文社科基础知识和人文素养,具备生物学与工程学基本知识、掌握生物产品大规模制造的科学原理,熟悉生物加工过程流程与工程设计等基础理论和技能,能在生物工程领域从事设计、生产、管理和新技术研究、新产品开发的高素质专门人才。

(二) 思想道德和德育方面

(1) 具有正确的世界观、人生观和价值观。具有爱国主义情怀、团队协作精神,身心健康,诚实守信。

(2) 遵纪守法,依照国家各项医药领域的管理法规和行业准则规范自己的职业行为。将"做良心药、放心药"贯穿于学习始终。

(3) 树立终身学习的理念,具有自主学习能力。

(4) 具有批判性思维、创新精神和创业意识。

(5) 具有严谨的科学态度,严肃认真,实事求是,遵守学术规范,恪守学术道德。

(三) 知识目标

(1) 系统掌握生物工程的基础知识和基本理论。

(2) 熟练掌握发酵工程、基因工程、生物反应工程、生物分离工程、生物工程设备等生物工程实验与操作的基本技能。

(3) 掌握本专业类所需的数学、物理学、化学、信息学、化学工程等学科的基本知识,掌握扎实的生物学相关基础知识。

(4) 熟悉生物工程及其产业的相关方针、政策和法规。

(5) 初步掌握生物工程研究的方法和手段,初步具备发现、提出、分析和解决生物工程相关问题的能力。

(6) 具备良好的自学习惯和能力、较好的表达交流能力、一定的计算机及信息技术应用能力,自主学习、自我发展能力。

(7) 具有一定的国际视野、一定的外语应用能力和跨文化交流与合作能力。

(8) 具有一定的创新意识、批判性思维和可持续发展理念,具有生物工程实践和技术革新的能力。

(四) 能力目标

1. **具有科学思维和创新能力** 学生能够掌握生物工程的基本原理,具有自主学习能力、知识的应用迁移能力、灵活开放的创新意识,探索能力和科研能力。

2. **具有解决复杂问题的能力** 学生能够具有较强的生物工程专业实践能力,能够综合运用所学的知识解决工作中的实际问题,具有遇到专业问题能自觉进行分析并解决问题的能力。

3. **具有团队协作的能力** 学生能够在多学科背景下的团队中承担不同角色,准确表达个人观点,广泛进行信息交流,通过协商共同制订工作方案、实施工作计划、开展工作评价。

4. 具有利用图书资料和现代信息技术获取国内外新知识、新信息的能力,具有阅读文献和使用一门外语阅读相关文献的能力。

四、课程设置

(一) 主干学科

生物学、工程学。

(二) 核心课程

1. **专业基础核心课程** 主要包括普通生物学、生物化学、细胞生物学、化工原理、微生物学。
2. **专业核心课程** 主要包括基因工程、发酵工程、生物反应工程、生物分离工程、生物工程设备等。
3. **实践环节** 主要包括实验、实训、实习、毕业论文(设计)、社会实践。

五、专业就业前景

生物工程专业培养掌握扎实的生物学、工程学基础理论和生物工程专业基础知识,接受严格的实验技能训练与工程实践环节训练,具备较强工程应用能力的生物工程专业人才,能够适应生物工程产业的进步与发展,为生物工程相关领域发展做出贡献。

生物工程专业学生毕业后可从事生物工程领域设计、生产、管理和新技术研究、新产品开发等方面工作。

参 考 文 献

[1] 钟赣生,杨柏灿.中药学[M].第5版.北京:中国中医药出版社,2021.
[2] 郭永胜,黄书婷,李良松.中药四气理论的起源与形成探析[J].中医杂志,2020,61(16):1405-1409.
[3] 伍振峰,杨书洁,杨怡琴,等.数字中药药剂学的现状与发展趋势分析[J].中国中药杂志,2024,49(2):285-293.
[4] 姚梓平,傅延龄.关于我国当前中药煎煮方法若干问题的讨论[J].中华中医药杂志,2024,39(10):5572-5574.
[5] 熊天兰,陈晓凡,王立元,等.新时代中药产业发展研究[J].陕西中医药大学学报,2024,47(6):52-57.
[6] 杨洪军,李耿.推动中药产业迈向高质量发展[J].中国生物工程杂志,2022,42(5):16-17.
[7] 程蒙,杨光,黄璐琦.《中国中药资源发展报告(2019)》综述——中药资源发展七十年历程与展望[J].中国食品药品监管,2021,(3):16-27.
[8] 张小波,徐成东,张明旭,等.中药地理学药地关系的研究框架[J].地理学报,2025,80(3):643-660.
[9] 郭兰萍,康传志,周涛,等.中药生态农业最新进展及展望[J].中国中药杂志,2021,46(8):1851-1857.
[10] 万鑫浩,舒清霞,王子千,等.基于工艺与装备视角分析中药制剂质量的关键影响因素[J].中国中药杂志,2024,49(6):1699-1704.
[11] 曾洁,施晴,臧振中,等.基于全球专利分析的中药制药装备产业技术发展趋势研究[J].中草药,2020,51(17):4373-4382.
[12] 张海龙.中国生物医药产业创新发展对策研究[D].长春:吉林大学,2020.
[13] 王晓珍.中美产业创新能力比较分析——以生物医药产业为例[M].北京:中国经济出版社,2018.
[14] 付俊.中国生物制药产业发展现状分析与建议[J].特区经济,2014,(4):70-71.
[15] 崔蓓.生物医药创新体系发展策略研究[D].北京:军事科学院,2022.
[16] 韩鹏.我国生物医药可持续创新政策体系研究[D].沈阳:沈阳药科大学,2023.
[17] 靳坤,李洋,李乾,等.我国生物制药研究进展及展望[J].现代生物医学进展,2012,12(2):370-372,376.